心と体の不調を改善する

アロマ&ハーブセラピー手帖

緑蔭診療所
橋口玲子

マイナビ

はじめに

ハーブティーというと、まずカモミール・ジャーマンのティーを思い浮かべる方が多いと思います。甘くやわらかい香りとほっとする味が人気ですが、「あぁ、おいしかった」だけではもったいない。①リラックス、②胃の調子がよくなる、③肩こりが和らぐ、④体が温まるなどなど、ハーブティーを飲むことでいろいろな得をしています。どんなときにどのハーブをどう利用すればいいのかを知っていると、単なるお茶の時間が立派なセルフケアタイムになるのです。

精油を用いるアロマセラピーも、ハーブの利用法のひとつです。例えばカモミールの精油にはジャーマンとローマンの2種類があり、成分に違いがあるので利用法も少し違ってきます。どちらもよい香りですが、使い分けられれば香りを楽しむだけでなく、レベルアップしたセルフケアができるはずです。

時間と情報に追われる現代社会は、「高ストレス社会」。寿命が延びたために、加齢による心身の変化や不調もストレスになりがちです。

老化は、組織や細胞レベルでみると「酸化」という現象で進んでいくので、現代人にとってのセルフケアのキーワードは「抗ストレス」と「抗酸化」といってもよいでしょう。

セルフケアに向くハーブや精油は、すべてのものが抗ストレス作用と抗酸化作用をもっているといっても過言ではありません。さらに、不調によってハーブと精油を使い分けられる知識があれば、自分や家族に合ったセルフケアができるということになります。

セルフケアにはさまざまな手段がありますが、漠然と「体によいこと、ストレス発散になることを何かしなくては！」と思っても、なかなか続きません。その点、ハーブティーやアロマセラピーは手軽で安全、かつ効果が高く、おいしくて香りもよいので快適！　だから続けやすく、セルフケアに適しています。

この本にはハーブや精油の特徴と、どこにどう働きかけるか、安全かつ効果的に利用するにはどうすればよいのか、といった情報が詰まっています。といっても、誰でも手軽に始められるような、なるべく簡単な方法のみ。アロマセラピーでも精油は1～2種類にとどめ、複雑なブレンドは避けています。

まず、ＰＡＲＴ２「症状別ケア」の今いちばん気になっている不調のページをめくってみてください。そして、ハーブティーを1種類、精油を1種類入手して試してみましょう。ハーブや精油がいくつか挙げてあれば、もっとも気に入った香りのものを選んでください。その際、使ってみながらＰＡＲＴ1も読んでいただくと、どう効くのか理解できて応用が利くようになります。

もちろん、セルフケアではカバーしきれない病気も数多くありますので、医師の治療を受けたほうがよいものについては、各所にアドバイスしてあります。「セルフケアで頑張らねば」とムキになって力が入りすぎては、ストレスが増すだけ。だからといって「年だから」、「体質だから」と開き直って投げ出してしまったら、不調が進むだけです。

ムキにならず、開き直らず、楽しいセルフケアをハーブと精油で始めませんか。この本がそのためのガイドになれば、医師としてとてもうれしいです。

緑蔭診療所
橋口玲子

Contents

はじめに……2

PART 1 アロマセラピー、ハーブセラピーの基本

アロマセラピー、ハーブセラピーとは？……10
植物療法の歴史……14
精油の基礎知識……18
精油が心身に作用するメカニズム……26
精油成分の分類作用……30
ハーブの基礎知識……38
入手方法・取り扱い方……42
安全のために注意したいこと……46
精油とハーブの利用方法……50
●**吸入／蒸気吸入**……51
●**芳香浴**……52
●**アロマバス**……54
●**湿布**……56
●**塗布**……57
●**アロマトリートメント**……58
●**ハーブティー**……62
●**ハーブ料理**……66
●**アロマスプレー**……71
●**うがい**……72

PART 2 症状別ケア

症状別ケアを始める前に …… 74

日常的な体の不調 …… 78

- **頭が痛い** …… 86
- **風邪の症状** …… 96
- **せき、のどの痛み** …… 106
- **胃腸の不快感** …… 110
- **吐き気** …… 120
- **便秘** …… 124
- **下痢** …… 128
- **起立性調節障害** …… 132
- **眼精疲労** …… 134
- **口内炎** …… 136
- **痔** …… 138
- **膀胱炎** …… 140

アレルギー症状 …… 144

- **喘息** …… 148
- **花粉症** …… 152
- **アトピー性皮膚炎** …… 156

生活習慣病 …… 160

- **太りすぎ** …… 164
- **高血圧** …… 168
- **肝機能の障害** …… 172
- **たばこの依存** …… 176

メンタルの不調 …… 178

- **不安、緊張** …… 182
- **イライラする** …… 184

倦怠感がある …… 186
疲れやすい …… 188
食欲不振、過食 …… 192
睡眠トラブル …… 196
抑うつ …… 202
パニック障害 …… 204

女性のトラブル …… 206
月経不順 …… 210
月経前症候群（PMS） …… 214
月経困難症（月経痛） …… 218
更年期障害 …… 224

妊娠・出産 …… 230
妊娠中のトラブル …… 234
分娩時の緊張 …… 242
産後のトラブル …… 246

その他のトラブル …… 252
冷え性 …… 256
むくみ …… 262
腰痛、肩こり …… 266
皮膚トラブル …… 270

精油の効能一覧表 …… 274
ハーブの効能一覧表 …… 278
キャリアオイルガイド …… 284

本書について

アロマセラピーやハーブセラピーは、心身によい影響をもたらしますが、あくまでも補完代替療法です。症状が重い場合は、医師の診察を受けてください。また、使い方を間違えれば、体に悪影響が出てしまうこともあります。本書や取扱説明書などをよく読み、使用上の注意を守りましょう。本書の監修者ならびに出版社は、精油やハーブを使用して生じた問題に対する責任は負いかねます。

PART 1

アロマセラピー、ハーブセラピーの基本

アロマセラピーやハーブセラピーを始めるうえで、
知っておきたい基本の知識をまとめました。
まずは、精油やハーブの効能や心身に働きかけるメカニズム、
安全な使用方法、入手方法などを知っておきましょう。
また、利用方法についても本章で詳しく説明しますので、
セルフケアを行う際に確認してください。

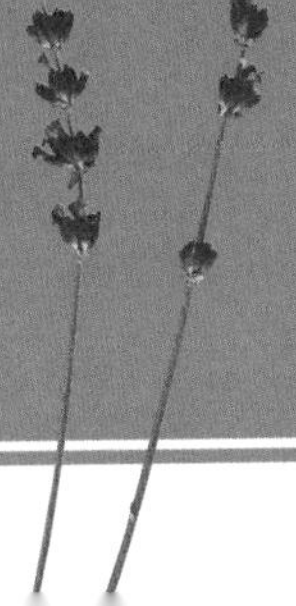

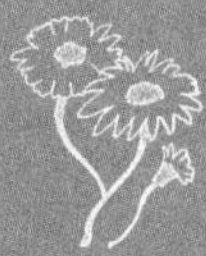

アロマセラピー、ハーブセラピーとは？

アロマセラピーとハーブセラピーの基本知識を学びましょう。

再び見直されるようになった植物のパワー

植物は、はるか昔から世界中で病気の治療や予防、宗教儀式などに使用され、生活に取り入れられてきました。その現代版ともいえるのが、アロマセラピーやハーブセラピー。植物の効能を手軽に実感できることもあり、世界中で実践されています。

そもそも植物にはさまざまな効能があり、医療が発達する前は、植物が治療薬のような役割を果たしてきました。それが19世紀になると、西洋では植物の有効成分を取り出して、薬として治療に使うことに成功。やがて人工的に有効成分を合成できるようにもなり、化学薬品が植物そのものを利用する治療法にとって代わりました。

しかし、20世紀になると化学薬品の副作用が判明したり、病気の治療だけを重視しがちな現代医学のあり方が見直されるようになりました。そこで再び注目されたのが、アロマセラピーやハーブセラピーなどの植物療法。現代医学の欠点や弱点を補うべく、医療現場でも補完代替療法（通常の医療を補ったり、代わりに用いられたりする医療）として、主にヨーロッパで普及しました。自宅でも簡単に行えることと、体だけでなく心を癒す効果があることでも注目されています。

植物の効能を確かめた伝説の神農

中国には「医薬の神」「農業の祖」と呼ばれた神農《しんのう》という神がいたといわれ、身の回りのあらゆる植物を実際に自分で食べてみて、その効能を確認したといわれています。実際に、世界中で自分の体を使った試行錯誤の実験が行われ、植物の効能が明らかになっていったのです。

精油とハーブを生活に取り入れて健康維持を

本書では、心身の不調を改善するのに、アロマセラピーとハーブセラピーの両方を活用したアプローチを紹介しますので、最初にその違いを説明していきましょう。

「アロマセラピー」とは芳香（aroma）療法（therapy）のことで、植物から抽出した精油を使用して行う自然療法を指します。香りをかぐと嗅覚刺激は即座に脳に到達し、不安や緊張を緩和してくれるため、抗ストレス作用が強いのが特徴です。

いっぽう「ハーブセラピー」とは、薬効の高いメディカルハーブを使用した自然療法のことを指し、手軽で代表的な方法としては、ハーブティーが挙げられます。精油と異なり、内服で抗酸化物質を摂取できるのが特徴です。

精油とメディカルハーブに共通しているのは、心に対するリラックス作用があるという点で、精神的ストレスを緩和する働きがあります。さらに体の不調を予防・治療したり、人間がもともともっている自然治癒力を高めたりする効果もあります。「ストレス社会」といわれる現代社会では、心と体を両面からケアすること（ホリスティックケア）が重要視されているため、アロマセラピーやハーブセラピーが注目されているのです。

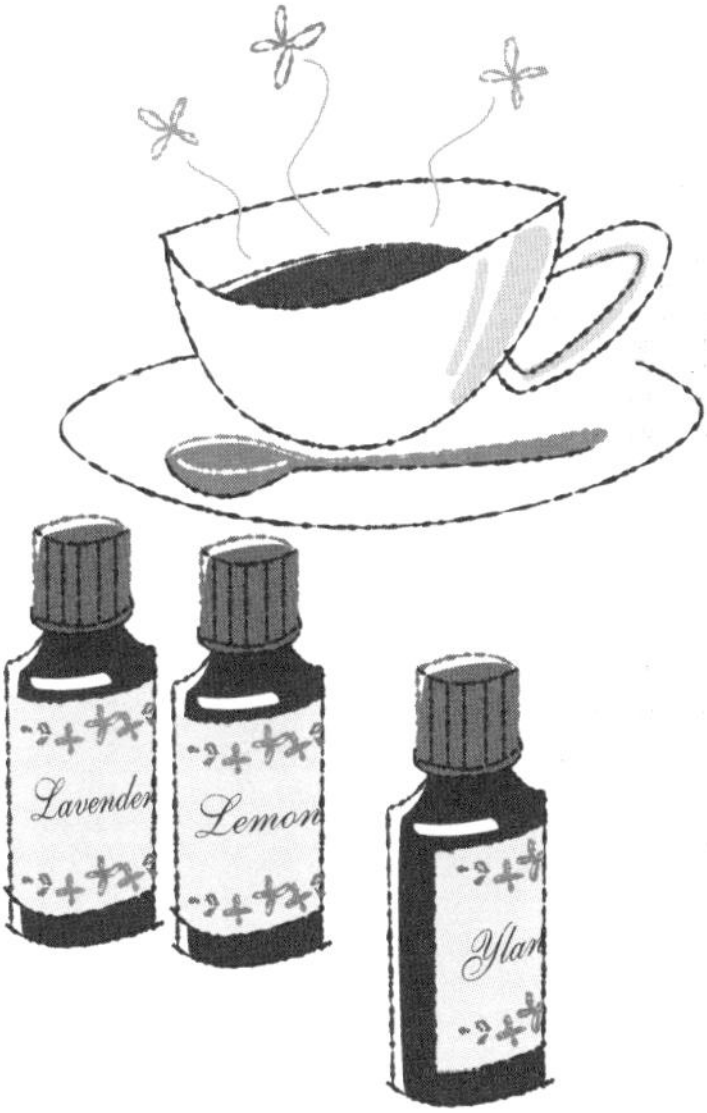

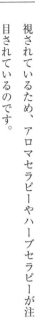

同じ植物でも精油とハーブの効能は違う？

ハーブティーは、植物のすべての成分をそのまま利用しています。いっぽう精油は、芳香成分のみを抽出した液体です。カモミールなど、ハーブティーとしても精油としても流通しているものがありますが、利用している成分が異なるため、効能もまったく同じではありません。ハーブと精油、それぞれの特徴や利用方法などについては次のページから紹介しますので、使い分けましょう。

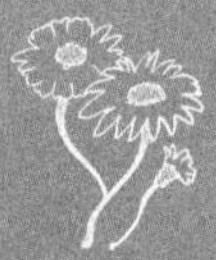

植物療法の歴史

はるか昔から世界中で活用されてきた植物療法の歴史を紹介します。

数千年前から医療に役立ってきた植物

古代から、さまざまな植物の研究が行われてきました。ローマ時代には、医学者ディオスコリデス（40～90年）が『マテリア・メディカ（薬物誌）』を発表。各地の６００種類以上の植物を薬理機能上から分類しました。

中世になるとアラビアの医師イブン・シーナ（９８０～１０３７年）が、植物から精油成分を抽出する水蒸気蒸留法を確立。精油が感染症などの治療にも活用され始めました。のちに著した医学書『医学典範（カノン）』は、後世に至るまで使用されてきました。

植物療法が盛んだった中世。しかし、19世紀には衰退

中世ヨーロッパでは、主に教会や修道院で医療が提供され、教会の薬草園で採れたハーブで治療が行われていました。一方で、医学の街として知られるイタリアのサレルモでは、10世紀末には医科大学が創設されます。16世紀頃からは「ハーバリスト」といわれる人たちが誕生。ニコラス・カルペッパーやジョン・ジェラードといった、植物療法の専門家が活躍しました。しかし19世紀になると、治療の中心は化学薬品にシフト。そのため、伝統的な植物療法は衰退の一途をたどりました。

古代エジプト時代から植物の効能は研究されていた

薬効が認められた植物の記録としてもっとも古いのが、紀元前1700年頃のもの。古代エジプト時代にさかのぼります。パピルスの文書の中には700種類近くのハーブが記録されており、この頃すでにハーブの効能について研究が行われていたことがわかります。

20世紀になり再び発展を遂げたアロマセラピー

１９１０年頃、フランス人化学者のルネ・モーリス・ガットフォセは実験中の事故で手に大やけどを負いました。しかし、とっさに近くにあったラベンダー精油に手をつけたところ、傷が治癒。それ以後精油の研究に没頭し、１９３７年に『aromathérapie』を発表しました。のちに各国で翻訳され、精油の効果を広めるきっかけになったのです。「アロマセラピー」という用語を生み出したのもガットフォセで、「アロマの父」といわれています。

それ以降もアロマセラピーの研究は世界中で行われ、発展を遂げます。１９７０年代にはイタリアのパオロ・ロベスティによって、柑橘系の精油がうつ病や神経症に効果があることが報告されました。

自然療法に再び目が向けられ、日本でも発展が期待される

20世紀になると現代医学の問題点が指摘されるようになり、主にヨーロッパで、植物療

法を積極的に取り入れる動きが見られるようになりました。イギリスやドイツ、フランスなどでは医師の資格がないハーバリストも治療をすることが可能で、ちょっとした不調で病院に行くことは少なく、ハーブによる治療が主流です。アロマセラピーも医療機関で積極的に取り入れられ、治療に活用されています。

いっぽう、日本で精油やハーブを治療に用いていたり、使用法を指導してくれる医療機関は、きわめて少ないのが現状です。しかし、少しずつ補完代替療法（11ページ参照）として医療や介護現場で広がっており、今後の発展が期待されています。

アロマセラピーが日本で普及したのは？

1985年に日本でアロマセラピーに関する本が翻訳されたことをきっかけに、普及していきました。さらに、阪神淡路大震災が起きたことで香りの癒し効果に注目が集まり、1996年には「日本アロマテラピー協会（現、社団法人日本アロマ環境協会）」が設立。アロマセラピーの普及活動が行われるようになり、メジャーになっていきました。

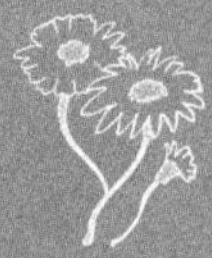

精油の基礎知識

精油の特性や抽出方法、精油の選び方などの基本を学びましょう。

植物によって抽出部位や効能が異なる精油

アロマセラピーで使用する精油とは、芳香植物から抽出した１００％天然の揮発性オイル。エッセンシャルオイルともいわれます。「油」という字が含まれていますが、油脂ではなく、油によく溶ける性質があります。

約３５００種類あるといわれる芳香植物の中で、精油が含まれているといわれるのは約２００種類。含有している部位は植物によって異なり、その効能もそれぞれ違います。

精油は、植物から抽出される段階で化学変化を起こします。そのため、植物そのものには存在しない有効成分が含有されていることもあり、こうした化学物質である有機化合物が数十から数百種類も結集しているのが精油というわけです。ひとつの精油にさまざまな効能が詰まっているので、精油1本でいろいろな心身の不調に効果を発揮します。ただし、光や熱、酸素などによって香りや色が変化するので、保管する際は注意しましょう。

精油の特徴

1. 芳香性（強い香りがする）
2. 揮発性（空気中で蒸発する）
3. 親油性、または脂溶性（水に溶けにくく、油に溶けやすい）
4. 光や熱、酸素などで香りや色が変化する
5. 有機化合物の集合体で、薬効がある

精油は植物のどこにある？

精油が含まれる部位は植物によって異なり、主に花（カモミール、ラベンダー、ローズなど）、葉（ティートリー、ゼラニウムなど）、果皮（オレンジ・スイートなどの柑橘系）、木部（サンダルウッドなど）、種子（フェンネルなど）などから抽出されます。

植物の「香り」は油細胞に蓄えられている

植物から香りがするのは芳香成分が含まれているからで、植物全体から香っているのではありません。芳香成分は植物の分泌腺で合成され、「油《ゆ》細《さい》胞《ぼう》」という小さな袋に蓄積。その油細胞がある場所は植物によって異なり、精油の抽出部位と関係しています。

植物が芳香成分を含む理由

1. 昆虫や鳥の苦手な香りを出し、自らを防御するため
2. 子孫繁栄のため、香りで昆虫や鳥を引き寄せ、受粉などを援助してもらうため
3. 植物に傷がついた際に修復を促すため
4. 精油を植物のエネルギー源にするため
5. 暑い、寒い、乾燥、湿気など、環境の変化に対応するため

香りによって異なる揮発速度や持続時間

原料の植物によって精油の香りが異なるのはもちろんですが、空気中に蒸発する速度や持続時間も異なります。揮発速度が早い精油はすぐに香りますが、10～30分ほどで香りが消滅。持続時間が長いものでは、2時間～半日ほど香りが持続します。また、イランイランやペパーミントのようにごく少量で強く香るもの、ベルガモットなどのようにほのかに香るものなど、香りの強弱もあります。

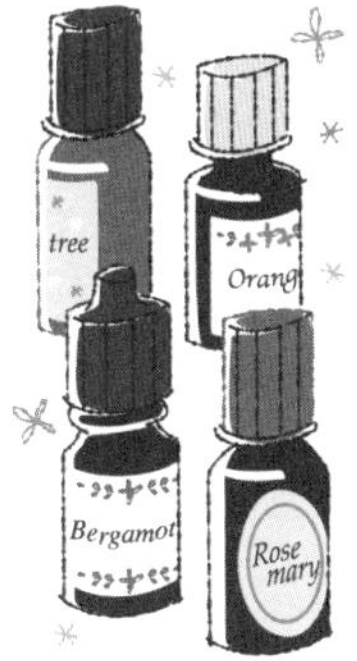

植物の生育環境によって、精油の成分が異なることがある

植物学的に同じ種でも、植物が生育した気候や土壌などによって、抽出される精油の成分が異なることがあり、あまりにもその特性が異なるものは「ケモタイプ（化学種）」と呼ばれて区別されます。タイム、ユーカリ、ティートリー、ローズマリーなどはケモタイプがあり、「ct.」と表記されて市販されています。

精油の多くは水蒸気蒸留法で抽出

精油の抽出方法は、主に5種類。このなかから精油の特徴によって、もっとも適した抽出方法が採用されています。

もっとも一般的な方法は水蒸気蒸留法で、10世紀にイブン・シーナが開発。簡単で安価なこともあり、現在もこの方法が主流となっています。比較的沸点の高い成分も抽出することができ、熱による成分の変化が少ないのも特徴です。しかし、この方法で抽出すると香りや成分が損なわれてしまうデリケートな植物もあり、すべての植物に適しているわけではありません。

方法を簡単に説明しましょう。まずは原料の植物を蒸留釜に入れて蒸します。するとその水蒸気で精油が揮発。その精油を含んだ蒸気を冷却槽で冷やすと液体になり、水に溶けずに浮いた成分が精油です。

また、残った水分にも、水溶性の精油が微量に含まれています。これも「芳香蒸留水」として利用されており、ネロリウォーターやローズウォーターがそれにあたります。

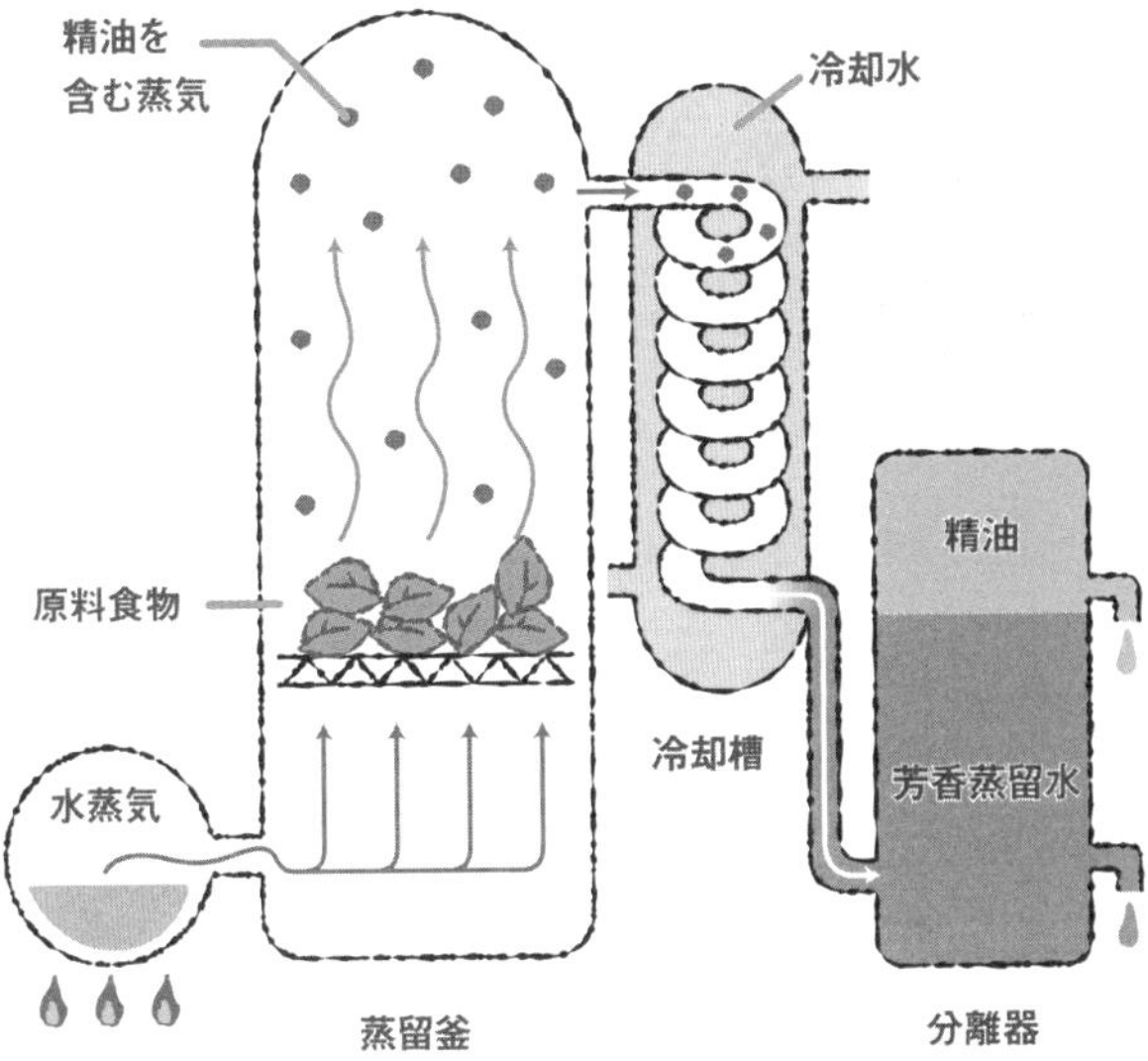

植物によって、精油の値段が違う理由は？

精油の値段は種類によってかなり差がありますが、それは植物によって抽出部位や抽出できる量が違うから。特に花から抽出できる量は少なく、ローズにいたっては2000輪のバラから約1gの精油しか採油できません。花の精油が高価なのもうなずけますね。

圧搾法や揮発性有機溶剤抽出法といった抽出法も

オレンジやレモンなどの柑橘系は果皮に精油成分が多く含まれるため、果皮を圧搾機で絞って採油する「圧搾法」で精油を抽出します。圧搾法はモノテルペンを多く含む揮発性が強い植物の抽出に最適で、植物そのものに近い香りのまま採油できるのが特徴です。

そのほか、牛脂や豚脂などの油脂に芳香成分を吸収させて抽出する「油脂吸着法」や、液化ガスを溶剤として瞬時に抽出する「超臨界流体抽出法」、石油エーテルなどの揮発性有機溶剤を使用して精油を抽出する「揮発性有機溶剤抽出法」などの方法があります。これらの方法は、主に熱に弱い花などの精油を抽出する際に採用され、有機溶剤抽出法で採油、精製した精油を「アブソリュート精油」と呼びます。

2種類以上を混ぜることで相乗作用を生み出す

1種類でも多くの作用がある精油。これを2種類以上使用すれば、さらに多くの効能が発揮されます。そのため、ブレンドして使用することが多く、組み合わせによっては互いに効果を高め合うこともあるのです。

例えばラベンダーはリナロールと酢酸リナリルアセテートという成分を多く含んでいますが、これらはほかの精油とブレンドすることで、作用が強まるといわれています。逆にブレンドをすることで作用が低下することもあり、一般的に6種類以上ブレンドするとよくないとされています。

香りにも相性があります。心地のよい香りであることは大切なので、やみくもに混ぜればいいというわけではありません。

アブソリュート精油の特徴

一般的な水蒸気蒸留法や圧搾法で採油できないデリケートな精油を「アブソリュート精油」といいます（右記参照）。強い香りと作用があり、精油に色がついているのも特徴です。粘度の高いものが多く、希釈して販売されている場合もあります。「Abs.」と記載されている精油がアブソリュートで、ローズやジャスミン、ベンゾイン（安息香）、バニラなどがあります。

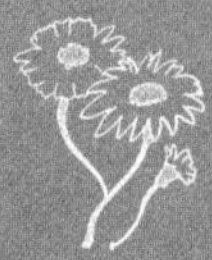

精油が心身に作用するメカニズム

精油は主に3つの伝達経路をたどり、心身に働きかけています。

①嗅覚から脳へ

精油の香りをかぐと、芳香成分は鼻腔のいちばん上方にある嗅部に到達します。ここには嗅上皮細胞があり、芳香成分はこの細胞から伸びている神経線維である嗅毛にキャッチされ、その化学的な情報は嗅細胞を刺激して電気的信号（インパルス）に変わります。インパルスは嗅球、嗅索を経て大脳辺縁系の扁桃体や海馬に伝達されます。大脳辺縁系は、不安や緊張などの感情や記憶をコントロールする中枢です。そのため、香りをかぐとほっとしたり、昔のことを思い出すなどといったことが起きるのです。

さらに香りの情報は、大脳辺縁系から視床下部に伝達されます。視床下部はホルモン系や自律神経系、免疫系、さらに覚醒と睡眠という、体の自動調節をつかさどるコントロールタワーなので、精油をかぐことは、ホルモンや自律神経を介して体にもよい影響を与えることができるというわけです。

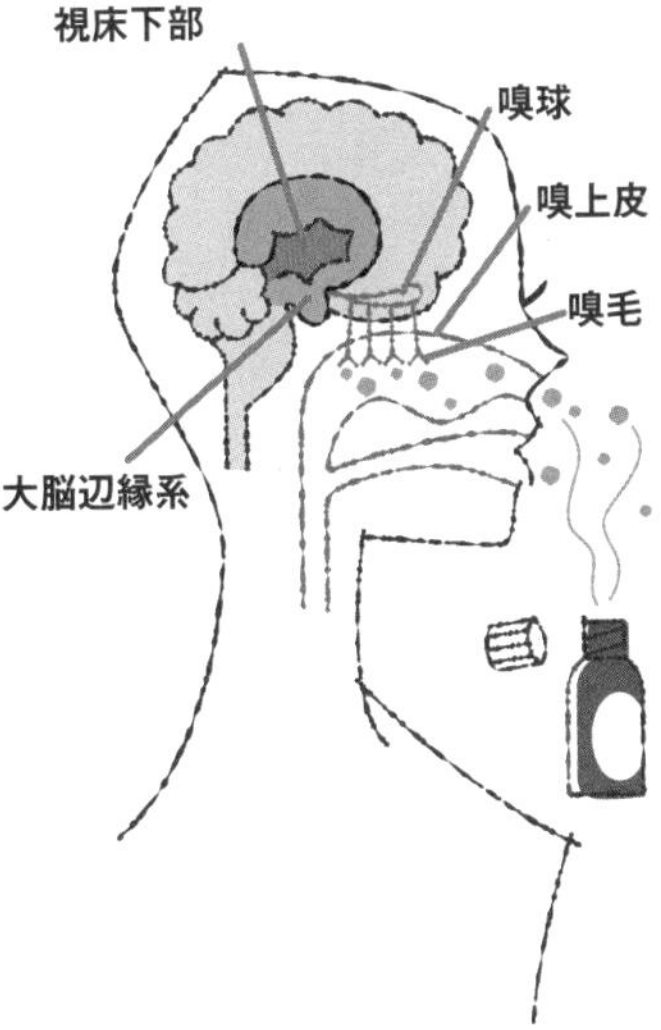

生命の維持に欠かせない嗅覚

香りの刺激が脳に伝わるまでにかかる時間は、わずか0.2秒以下。香りをかぐと一瞬で記憶がよみがえったりするのは、このためです。また、その香りが何かが判明する前に、人は「快・不快」という反応を起こします。つまり嗅覚は、危険を避ける警報装置でもあるのです。

②肺から血液へ

精油を吸入すると、肺のもっとも奥にある肺胞まで到達します。肺胞は毛細血管に囲まれており、血液中の二酸化炭素と空気中の酸素を入れ替える、ガス交換の役目を果たしています。肺胞で精油成分は毛細血管に入り、体内を循環。体内をめぐった精油成分は、再び肺胞から呼気として排出されたり、肝臓で分解され、排泄物や汗、尿の中に排出されていきます。

③皮膚から血液へ

皮膚は表面から表皮、真皮、皮下の三層構造からできています。表皮には乾燥や細菌などから内部を保護する皮脂膜や角質層がありますが、精油の分子は小さいためにそこを通り抜けることができます。それから真皮にある毛細血管やリンパ管に精油成分が入り、血液やリンパ液に入って体内をめぐり、全身へと運ばれるのです。

精油を含有したトリートメントオイルや化粧水などを使用すると、皮膚から精油成分が吸収されますが、皮膚の全層に精油が浸透するには20～60分程度。また、精油の成分によって吸収される速度が異なります。

皮膚に使用する場合、ほとんどの精油が原液では危険。キャリアオイルなどで希釈して利用しましょう（59ページ参照）。

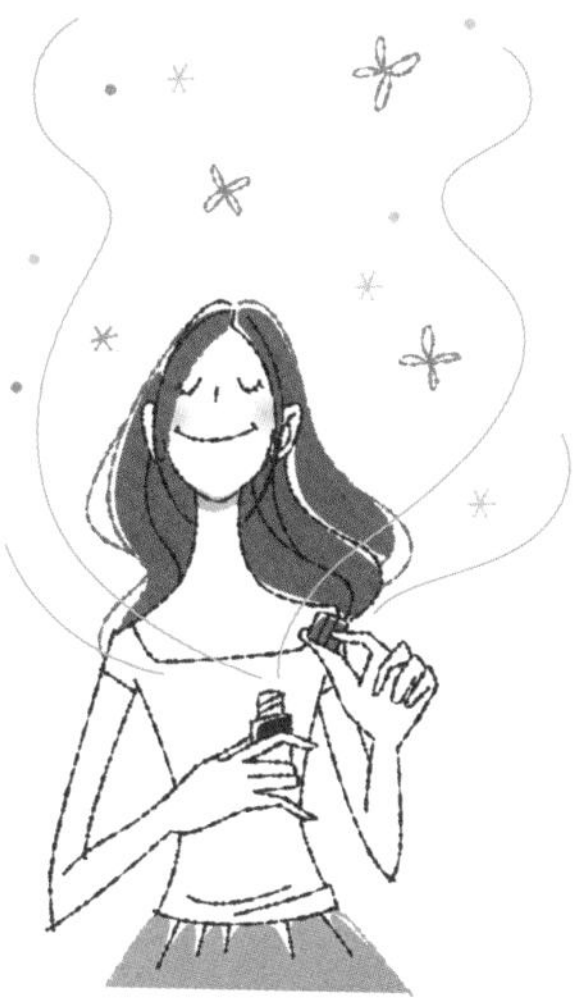

精油を皮膚に使用するときの、キャリアオイルの役目

精油を原液のまま皮膚に使用すると、刺激が強すぎて炎症などの皮膚トラブルが起こります。そのため、薄めてから皮膚に塗布しますが、その際に希釈剤として使用されるのがキャリアオイルと呼ばれる植物油。精油の成分を体内に「運ぶ＝キャリー」役割を果たしてくれることから、そう呼ばれています。また、植物油そのものにも薬効成分があるため、相乗効果も期待できます。

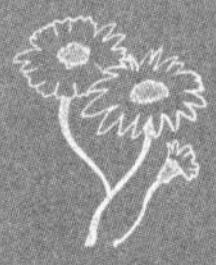

精油成分の分類作用

精油成分の特徴を知ると、自分の体調に合わせて精油を選べます。

精油はさまざまな成分が混ざり合っており、その成分によって精油の効能をある程度知ることができます。どのような成分があり、どのような効能があるのかは次のとおり。36－37ページの一覧表も参照してください。

①モノテルペン炭化水素類

ほとんどの精油に含まれており、精油中にもっとも多く存在。効能としては、うっ血除去作用や抗ウイルス作用、抗炎症作用、鎮痛作用などが挙げられます。代表的なものに柑橘系などに含まれるリモネン（うっ血除去作用）、ティートリーなどに含まれるテルピネン（抗ウイルス作用や抗炎症作用）、レモングラスなどに含まれるミルセン（鎮痛作用）

があります。無色の流動性液体で香りが弱く、揮発性が高いのが特徴。低温でも酸化しやすいので、冷暗所で保管しましょう。

②セスキテルペン炭化水素類

代表的なものにカモミール・ジャーマンなどに含まれるカマズレン（抗炎症作用、抗アレルギー作用）や、イランイランやラベンダーなどに含まれるカリオフィレン（鎮静作用、鎮痛作用）、ファルネセンやビサボレンなどがあります。

揮発性は低く、香りが強いこともあるので、ブレンドするときは少量にしましょう。

蒸留することで生じるカマズレン

セスキテルペン炭化水素類のカマズレンは、植物中には存在せず、蒸留することで生じます。濃い紺色をしているのも特徴です。薬効が特に高いことで知られており、人工的に合成されたものが胃炎の治療薬や目薬、うがい薬など、多くの薬剤や化粧品に含まれています。

③モノテルペンアルコール

アルコール類で効能としては抗菌作用、抗ウイルス作用、抗炎症作用、免疫賦活作用、精神高揚作用などがあるとされています。代表的なのはローズなどに含まれるゲラニオール、ラベンダーなどに含まれるリナロール、ティートリーなどに含まれ、抗菌作用が強いテルピネン-4-オール。そのほかシトロネロール、メントールなどがあります。

④セスキテルペンアルコール

アルコール類で抗炎症作用や強壮作用、免疫賦活作用が強く、特定の植物に存在する成分。代表的なものにローズなどに含まれるファルネソール、カモミール・ジャーマンなどに含まれるビサボロール、サンダルウッドなどに含まれるα-サンタロールがあります。

⑤フェノール類

効能としては、抗菌作用、免疫賦活作用、強壮作用などに優れています。酸性で、皮膚への刺激が強く、大量に使用すると肝臓に障害が出ることもあるので注意。スパイシーな香りのカルバクロール、草のような香りのチモール、イランイランなどに含まれる刺激的な香りのオイゲノールなどが代表的です。

⑥アルデヒド類

強い香りをもち、酸化しやすいのが特徴です。皮膚刺激が強いので、使用するときは注意しましょう。効能としては、中枢神経を安定させる鎮静作用、抗炎症作用、抗真菌作用、血圧降下作用などがあります。代表的なものとして、ネラール、シトロネラール、ゲラニアールなどが挙げられます。

安全で使いやすい、アルコール類を含む精油

アルコール類は主にモノテルペンアルコール、セスキテルペンアルコールの２つに分類されますが、これらはいずれも毒性が低く、くせのない香りをもっています。皮膚に対する刺激が弱いのも特徴で、子どもや高齢者にも比較的安全に使える成分です。ローズやラベンダー、ゼラニウム、ティートリー、ネロリなどの主成分です。

⑦エステル類

効能としては鎮痙作用、鎮静作用、抗真菌作用、抗炎症作用などがあり、肌にも刺激が少ないのが特徴。安心して使用できる成分で、ラベンダーやプチグレンの主成分です。代表的なものに酢酸リナリル、酢酸ゲラニル、酢酸ベンジル、アンゲリックエステルなどが挙げられます。

⑧ケトン類

効能としては粘液溶解作用、鎮痛作用、神経刺激作用などがあり、代表的なものにジャスモン、フェンション、メントン、カンファー、ツヨンなどがあります。神経に対する毒性があるものが多いので、使用するときは少量にとどめ、長期間にわたっての使用は避けるようにしましょう。

⑨オキシド類

代表的なものに1・8-シネオールがあり、ユーカリやローズマリーに含まれている成分。去痰作用や粘液溶解作用、精神高揚作用に優れ、呼吸器の不調によく使用されます。皮膚刺激が起こる場合があるので、使用するときは注意しましょう。そのほか、ビサボロールオキシドやアスカリドールなどがあります。

⑩ラクトン類

圧搾法で採油される柑橘系の精油や、一部のアブソリュートに少量見られる成分。効能としては、粘液溶解作用や神経刺激作用が挙げられます。皮膚に対する刺激性と光感作、また神経に対する毒性があります。代表的なものにアラントラクトン、フタリド、クマリン、ベルガプテンなどがあります。

強力な光感作をもつ「ベルガプテン」

ベルガモットの精油には、ラクトン類の一種である「ベルガプテン」が含まれています。これは、少量でも強い光感作があるといわれています。肌に高濃度で使用して日光に当たると、強い日焼け（やけど）のようになってしまい、シミになることもあるので注意が必要です。最近はベルガプテンを取り除いたベルガモットの精油も販売されています。

成分分類／主な芳香成分	主な作用	多く含む精油
①モノテルペン炭化水素類 リモネン、テルピネン、カンフェン、ピネン、ミルセン	うっ血除去、抗菌、抗ウイルス、鎮痛、抗炎症	柑橘系、ローズマリー、サイプレス、ティートリー、フランキンセンス
②セスキテルペン炭化水素類 カマズレン、カリオフィレン、ファルネセン、ビサボレン	抗炎症、抗アレルギー、鎮静、鎮痛、鎮痙	カモミール・ジャーマン、ジュニパー、ブラックペッパー
③モノテルペンアルコール ゲラニオール、リナロール、テルピネン-4-オール	抗菌、抗ウイルス、免疫賦活、抗感染、精神高揚	ラベンダー、ティートリー、ネロリ、ペパーミント、ローズ、ゼラニウム
④セスキテルペンアルコール ファルネソール、ビサボロール、α-サンタロール	抗炎症、強壮、免疫賦活、抗アレルギー	カモミール・ジャーマン、サンダルウッド、ネロリ
⑤フェノール類 カルバクロール、オイゲノール、チモール	抗菌、免疫賦活、強壮	イランイラン、フェンネル、ローズ

成分分類／主な芳香成分	主な作用	多く含む精油
⑥アルデヒド類 シトラール、シトロネラール、ゲラニアール	鎮静、抗炎症、抗真菌、血圧降下	レモングラス、レモンバーム
⑦エステル類 酢酸リナリル、酢酸ゲラニル、酢酸ベンジル	鎮痙、鎮静、抗真菌、抗炎症、抗ウイルス	ラベンダー、プチグレン、クラリセージ、ジャスミン、カモミール・ローマン
⑧ケトン類 ジャスモン、フェンション、メントン、カンファー、ツヨン	鎮痛、鎮静、消化、粘液溶解	カモミール・ローマン、ペパーミント、ローズマリー、ジャスミン
⑨オキシド類 1.8-シネオール、ビサボロールオキシド、アスカリドール	去痰、粘液溶解、精神高揚	ユーカリ、ローズマリー
⑩ラクトン類 アラントラクトン、フタリド、クマリン、ベルガプテン	粘液溶解、神経刺激	ベルガモット

ハーブの基礎知識

精油に比べて作用が穏やかなハーブ。使用しやすいのが特徴です。

安心して使用できるハーブ。まずは手軽なハーブティーを

抽出された植物の有効成分を利用する精油と比べ、植物そのものを利用するハーブは作用が穏やかで安全性が高く、手軽に食べたり飲んだりできます。

なかでもいちばん一般的なのがハーブティー。お湯を注ぐことで溶け出したポリフェノールや抗酸化ビタミンといった水溶性の有効成分を、消化器官を通じて摂取する方法です。そのほか、そのまま料理に使用したり、スパイスや香辛料、ハーブ酒など、さまざまな方法でハーブは使用されています。

日々の健康に役立つ 体の酸化を防ぐ成分が豊富

ストレスにはさまざまな種類がありますが（179ページ参照）、人間はどんなストレスにさらされた場合でも、体内で活性酸素に代表される「フリーラジカル」という生理活性物質が増加します。フリーラジカルは、細菌とたたかったり、老化した細胞を取り除いたりするのに必要なものですが、体の構成成分を酸化させるので、「体をさびつかせる元」にもなります。コレステロールを悪玉化させたり、血栓をできやすくしたり、動脈硬化を促進させたりと、増えすぎると命にかかわる病気にも関連する危険な存在なのです。

フリーラジカルの活性化を抑制する抗酸化ビタミンといわれるビタミンC、E、カロテノイドは、緑黄色野菜や果物に豊富ですが、

ハーブセラピーと漢方の違い

中国の伝統医学である漢方は、方剤といって5～20種類くらいの生薬を配合したものを用いるのが一般的。薬草のパワーが凝縮された、煎じ薬やエキス剤を服用します。それに比べ、ハーブそのものを使用するハーブセラピーは、素朴なセルフケア法です。

これらの成分はハーブにも含まれています。

さらに、注目したいのがポリフェノール。赤ワインに豊富に含まれることで有名ですが、ハーブにも豊富に含まれます。ポリフェノールも抗酸化作用に優れており、体の酸化を予防する効果があります。つまり、ハーブには細胞の老化を防いでくれる成分が豊富に含まれているため、毎日摂取すれば、自然治癒力が高まり、健康な体作りができるのです。

ハーブの効能

1 抗酸化ビタミンやポリフェノールを豊富に含んでおり、抗酸化に役立つ。

2 フラボノイドやアルカロイドなどのフィトケミカルを含む。

3 精油成分を含み、アロマセラピー効果を発揮。ストレスの軽減に役立つ。

4 料理に用いると風味がアップする

香りを楽しめば
アロマセラピーの効果も

ハーブティーには精油に比べれば微量ではありますが、精油成分も含まれているため、心地のよい香りがします。ハーブティーを飲むときは、まずは香りをゆっくりかぎましょう。アロマセラピーと同様に嗅覚からの効能も得られ、リラックス効果が高まります。

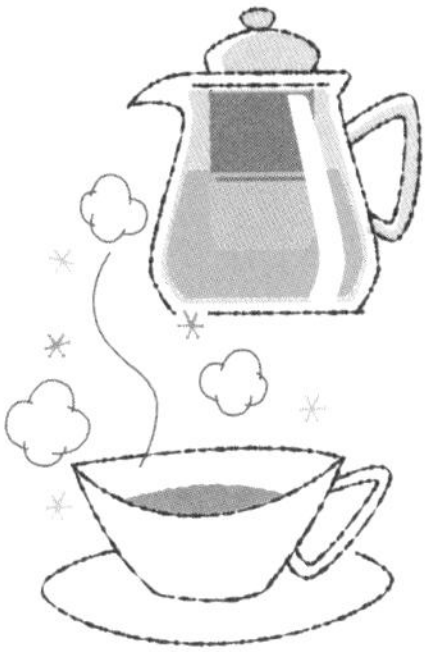

「ハーブ」の定義とは？

そもそもハーブとは、植物学的には「冬に地上部の枯れる草本植物」のことですが、一般的には樹木や果実も含む薬用植物を指します。なかでも精油やフラボノイド、ポリフェノールなど、有効成分が豊富に含有されたものを心身の不調に有効な「メディカルハーブ」と呼んでいます。本書に「ハーブ」として登場するのは、メディカルハーブのことを指しています。

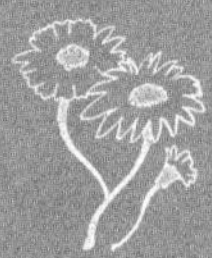

入手方法・取り扱い方

効果的なセルフケアを行うため、品質のよい精油とハーブを選びましょう。

精油

合成のアロマオイルに注意！　専門店で購入するのが安心

セルフケアの効果を高めるには、品質のよい精油選びが重要です。合成香料が含まれているものは皮膚の炎症を起こしたり、効果が低かったりするので、アロマセラピーには不向き。必ず１００％天然素材の精油を購入しましょう。精油は専門スタッフがいる専門店で購入するほうが安心。作用やおすすめの使い方など、不明な点をたずねてみるとよいでしょう。

購入するときにCHECKすること

□ 100%天然成分かどうか？

□ 原料の品名や学名、抽出部位、抽出方法、栽培方法、原産国などが記載されている？

□ 信頼できるメーカーのものか？

□ ラベルにロットナンバーや品質保持期間が書かれているか？

□ 成分分析表が添付されているか？

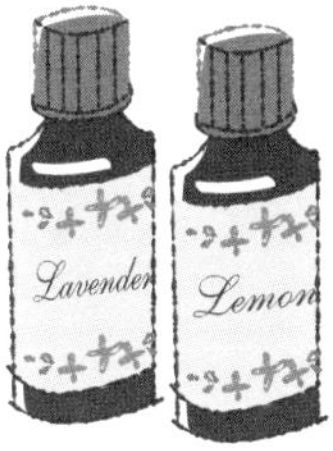

〔保管方法〕

精油の品質を保持するためには直射日光が当たらない、高温にならない場所に保管しましょう。空気に触れると劣化しやすいので、きちんとふたを閉めることも忘れずに。

ドライハーブも専門店で購入すると安心

ドライハーブはポプリやクラフトとして使用されることもあるため、雑貨として販売されている場合があります。なかには香りづけされているものもあるので、専門店で購入するのが安心です。また、ハーブティーはティーバッグとしても販売されています。便利ですが、効果も風味も落ちます。

フレッシュハーブは食品として販売されているものを購入してもよいですし、自分で育てる方法もあります。その場合は種か苗を園芸店で購入しますが、なかにはメディカルハーブとしては用いない観賞用の品種もあります。購入時に確認しましょう。

購入するときにCHECKすること

- □ **ハーブティー用のハーブかどうか？**
  雑貨として販売されているものはNG。オーガニック栽培されたものであれば、さらに安心です。

- □ **新鮮なものか？**
  フレッシュハーブはみずみずしく、色が鮮やかなものを選びましょう。

- □ **使用部位は？**
  同じハーブでも使用される部位によって効能の差が出ることがあります。

- □ **原料の品名や学名、栽培方法、原産国などが記載されている？**
  上記のような、必要な情報が書かれているものを選びましょう。

〔保管方法〕

ドライハーブは密閉容器に入れて、直射日光の当たらない場所に保管しましょう。半年くらいで使い切ったほうが安心です。また、フレッシュハーブは水分を含ませたキッチンペーパーなどで包み、冷蔵庫で保管し早めに使い切りましょう。

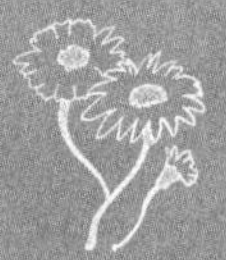

安全のために注意したいこと

使い方を間違えば、体に悪影響が出てしまうこともあります。

種類によって注意事項が異なるので、事前に確認を

植物の有効成分が凝縮されている精油。天然素材＝安全と思いがちですが、使い方を間違えると皮膚炎を起こしたり、体に害が出たりすることもあります。次の注意事項を参考に、正しく使用しましょう。いっぽう、作用が穏やかなハーブは、赤ちゃんから年配の方まで、比較的安心して使用できます。しかしハーブも精油と同様で、種類によっては大量に摂取しないほうがよいものや、体調によっては控えたほうがよいものもあります。使用前には、注意事項の確認をしましょう。

1 使用量を守る

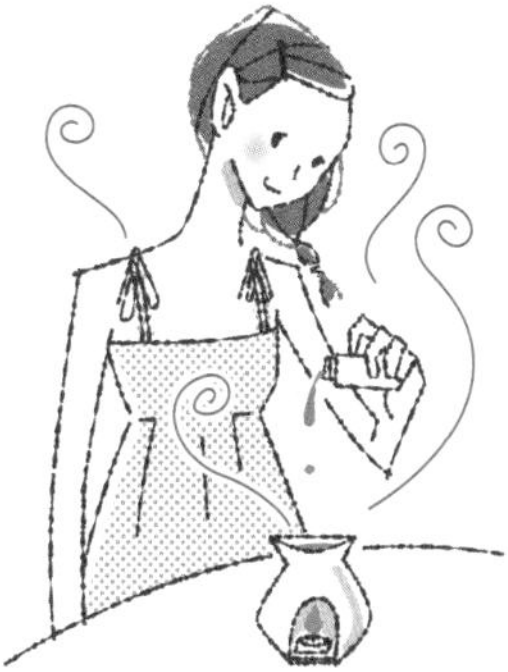

精油は「使用量が多ければそれだけ効き目がある」というものではありません。逆に香りが強いと頭が痛くなったり、気分が悪くなったり、肌に原液で使用した場合は炎症が起こったりすることもあるので、使用量には注意しましょう。また、強い香りに慣れてしまうと香りを感じにくくなってしまいます。最初はなるべく使用量を少なめにして。

ハーブも種類によっては大量摂取を避けたほうがよいものもあるので、事前に確認しましょう。

2 精油は内服しない

フランスなどでは、医師の指導のもと、精油を服用して使用する場合もあります。適量であれば服用しても問題がない精油があるのは事実ですが、日本では服用はすすめられていません。場合によっては肝臓や腎臓に障害が出る可能性もあるので、服用するのは絶対にやめましょう。また、子どもが誤って精油を口にしてしまわないように、保管場所にも気を付けてください。

3 精油を皮膚に使用するときは事前にパッチテストを

人によっては精油で皮膚炎が起こることがあるので、精油を使用する前にパッチテストを行い、皮膚の反応を確認すると安心です。特に敏感肌の人は、必ず行ってください。パッチテスト中に異常を感じた場合は、すぐに洗い流して。特定の精油が使用できないからといってすべてにかぶれるわけではないので、ほかの精油で再度試してみましょう。

〔パッチテストの方法〕

キャリアオイルに精油を加えて1％濃度のオイルを作り（59ページ参照）、それを腕の内側に塗ります（直径1cm程度）。24～48時間ようすをみて、かゆみや発疹などの異常がなければ問題ありません。

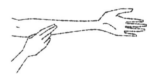

4 光感作のある精油は外出前の使用を避ける

アロマバスやアロマトリートメント後など、皮膚に精油が残っている状態で強い紫外線を浴びると、しみの原因になります。代表的なのは、ベルガモット、グレープフルーツ、レモンなどで、主に柑橘系の精油に多くみられます。これらを皮膚に使用して、日中に出かけるのは避けてください。

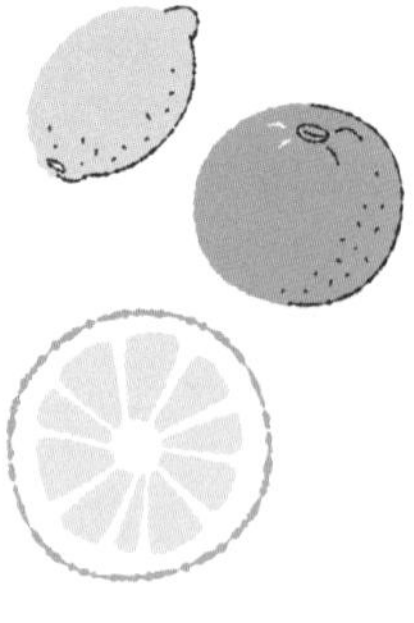

5 使用期限を守る

精油にも使用期限があります。びんに表記されているので、確認しましょう。また、精油は酸化すると品質が劣化してしまいます。柑橘系の精油は半年、それ以外のものは1年を目安に、開封後はなるべく早く使い切りましょう。

また、ハーブも賞味期限があるのでチェックを。たまにしか飲まないハーブは、少量ずつ購入したほうがよいでしょう。

6 持病のある人や、妊婦さんが使用するときは要注意

精油の種類によっては、乳幼児やてんかんなどの持病をもつ人は使用を避けたほうがよいものもあります。事前によく確認してから使用しましょう。また、妊娠中は大量には使用しないほうがよい精油やハーブもあるので、よく見極めて（233ページ参照）。安全なものでもにおいに敏感な時期であれば、使用量を減らしたほうがよいでしょう。

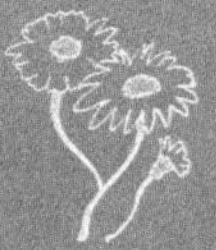

精油とハーブの利用方法

さまざまな方法で精油とハーブを楽しみ、セルフケアに役立てましょう。

症状や精油の特性に合った方法で、より効果的に行える

アロマセラピーは、専用の器具がなくてもティッシュに落としたり、お風呂に入れたりと、手軽にさまざまな楽しみ方ができます。ただし、精油をどのように使用するかで、その効果は異なるので、目的に合った方法で行いましょう。

また、ハーブ＝ハーブティーというイメージですが、アロマバスなどにも使用できます。もちろん料理にも活躍しますし、濃縮製剤で摂取する方法もあるので、どんどん取り入れていきましょう。

吸入

香りの嗅覚刺激を利用

ハンカチやティッシュなどに精油を１～２滴落としてかぐ方法。強い香りを短時間かいで、シャキッとしたいときにおすすめです。精油のびんから直接かいでもかまいませんが、刺激が強いので、びんを鼻に近づけてかぐのはNG。ふたを取ったびんを胸のあたりで持って少し離してかぐか、鼻の下でふたについた香りを振ってかぐようにしましょう。

蒸気吸入

蒸気とともに、精油成分を吸入する方法。洗面器などに熱めのお湯を張り、精油を１～２滴落とし、蒸気を吸い込みます。蒸気が逃げないように、頭からバスタオルをかぶるとよいでしょう。精油成分が肺から吸収されるだけでなく、蒸気が呼吸器粘膜に潤いを与えます。風邪や花粉症のケアに。

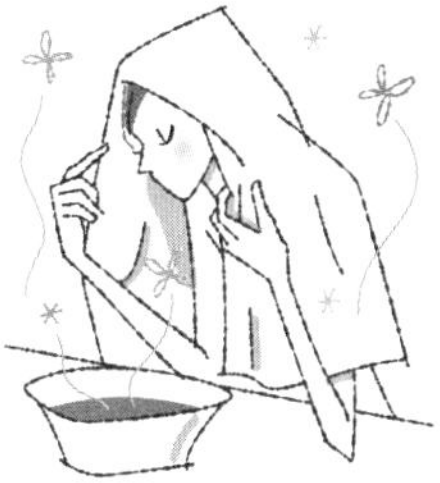

◇注意点

・せきがひどい場合は、悪化する可能性があるので避けましょう。
・やけどをしないように、よく注意してください。

芳香浴

部屋に精油成分を拡散してリラックス

いちばん一般的なアロマセラピーの方法。アロマポットなどを使用して、精油の有効成分を拡散させます。６～８畳の部屋で使用する場合、精油４～５滴が適量です。お湯を張ったマグカップなどに、精油を落としてもよいでしょう。

芳香浴をすると、51ページの吸入と同様に、芳香成分が嗅覚刺激を介して脳に働きかけ、リラックス効果をもたらします。殺菌作用、抗ウイルス作用のある精油を使用すれば空気を浄化するのに役立ち、風邪の予防などにも効果があります。

◇注意点

1日に使用する精油の量はなるべく少なめにし、穏やかな香りで行いましょう。定期的に換気をすることを忘れずに。

マグカップ

マグカップや小皿などにぬるま湯を張り、精油を1～2滴落とす手軽な方法。仕事中にもおすすめです。香りが弱まってきたら精油を1滴足しましょう。また、マグカップで行う場合、ほかの人が誤って飲んでしまわないように注意して。

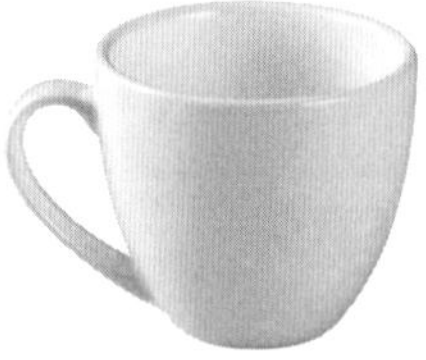

オイルウォーマー

受け皿に水を7～8分目まで入れて精油を落とし、キャンドルに火を灯します。キャンドルのやさしい明かりにも、リラックス効果があります。ただし、香りはあまり長続きしません。精油に引火する可能性があるので、びんをそばに置かないこと。

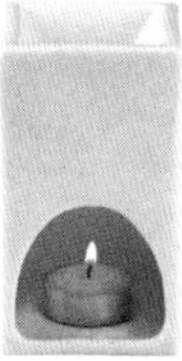

ディフューザー

ディフューザーの中に精油を落とし、スイッチを入れます。電動式のエアポンプによる空気圧や超音波で、芳香成分の微粒子を拡散。そのため、拡散する力が強く、ショップや病院の待合室などの広い空間でよく使用されます。

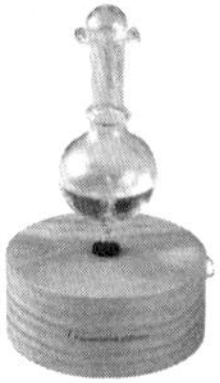

アロマランプ

電球の熱で精油を温め、香りを拡散させる方法。受け皿に水と精油を落として、スイッチを入れればよいだけです。火を使用しないので、小さい子どもやペットがいるご家庭にもおすすめ。ルームライトやフットライト代わりにも。

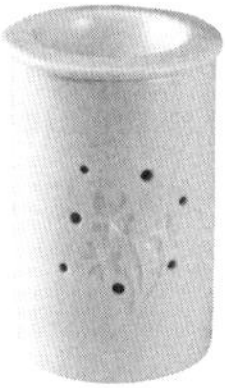

アロマバス

心と体の緊張をほぐし、一日の疲れを解消

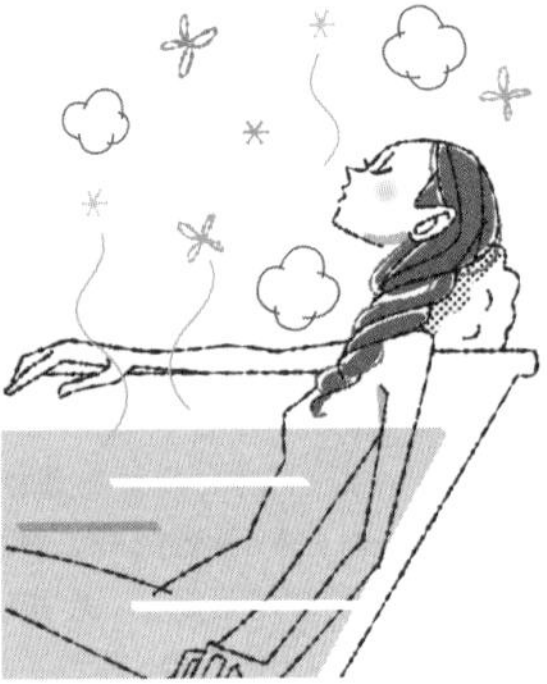

精油やハーブの抽出液を浴槽に入れて入浴する方法。香りを楽しみながらゆっくり湯ぶねにつかれば、心身の緊張がほぐれて、血行が促進されます。体の疲れをとるだけでなく、精神的ストレスの緩和にも効果があります。また、濃度が薄いので効果としては少ないですが、皮膚からも精油成分が吸収されます。体の部分的なケアをするときは全身浴より希釈濃度が高く、直接患部を温める部分浴のほうが効果的。手足の冷えやむくみには手浴や足浴、痔や外陰部のトラブルには座浴といったように、症状によって方法を変えるとよいでしょう。

手浴の方法

洗面器か洗面台のシンクに40度程度のお湯を張り、精油を1～2滴ほど落としてよく混ぜ、両手（手首の上あたりまで）を10～15分程度つけます。ぬるくなったらお湯を足しましょう。手の痛みやむくみ、冷え性などのケアに。

精油を使用する方法

浴槽にお湯を張り、精油を3～5滴落としてよく混ぜ、入浴します。ぬるめのお湯にゆったりつかるほうが、リラックス効果がアップ。香りを感じながら、ゆったりした気分で入浴しましょう。

point

蒸気で強く香るので、精油は入れすぎないように。精油は水に混ざりにくいので事前に塩やはちみつ、牛乳、生クリームなどに混ぜてから使用するのがおすすめです。また、揮発しやすいので精油は入浴直前に入れ、時間がたってしまったら精油を足して。

ハーブを使用する場合

たっぷりのドライハーブを鍋で濃く煮出し、こした抽出液を浴槽に入れて入浴します。ハーブティーの二煎茶を煮出して使用するのも、よい方法です。

point

ドライハーブやフレッシュハーブを直接浴槽に入れる方法もあります。香りは楽しめますが、有効成分はほとんど出ないので、濃く煮出した抽出液を使用したほうが効果的です。ハーブの種類によってはあくが浴槽に付着することがあるので、入浴後はすぐに洗い流しましょう。

足浴の方法

バケツか深めの洗面器に40度程度のお湯を張り、精油を1～2滴ほど落としてよく混ぜ、くるぶしの上まで10～15分程度つけます。ぬるくなったらお湯を足して。足のむくみや筋肉痛、冷え性改善に効果を発揮します。

湿布

部分的な不快症状を和らげるのに最適

洗面器などに張ったお湯か水に精油やハーブの抽出液を入れ、そこにタオルかガーゼを浸して染み込ませ、患部に当てる方法です。眼精疲労や肩こり、腰痛、ねんざ、月経痛など、部分的な不快症状を和らげるのに適しています。

冷たい水を使用した冷湿布は運動後のクールダウンや爽快感を得たいとき、お湯を使用した温湿布は血行を促進させて痛みを暖和したいときに。皮膚刺激の少ない精油で行いましょう。

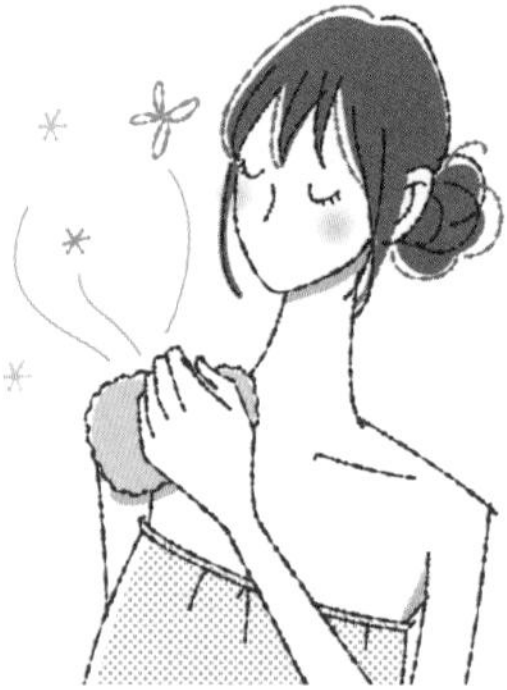

方法

洗面器などにお湯か水を張り、精油を1～2滴、またはハーブの抽出液を入れる。そこに清潔なタオルかガーゼを浸して染み込ませ、十分にしぼって患部に当てる。

◇注意点

精油を使用する際は、事前にパッチテストを（48ページ参照）。また、目に当てる際は必ず目を閉じて行ってください。

塗布

塗って皮膚から有効成分を吸収

キャリアオイル（植物油）や、溶かしたシアバター、みつろうなどに精油を加え、塗布する方法。香りでリラックスできるとともに、皮膚からも精油成分を吸収することができます。肩こりや、のどの痛みなどの呼吸器疾患があるときに役立つケア。肩こりはこりを感じる部位に、風邪にはデコルテ（首元から胸元あたり）に塗布します。

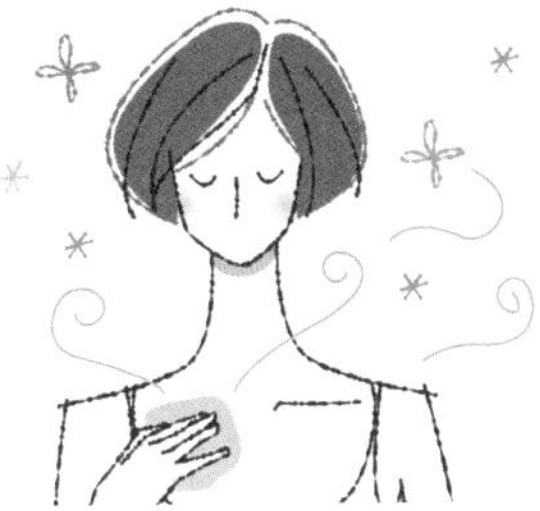

方法

キャリアオイルに精油を混ぜて、1～2%のオイルを作る（59ページ参照）。キャリアオイルの代わりにシアバターかみつろうを使用すると、保湿効果が高まります。

◇注意点

キャリアオイルは肌の状態に合ったものを選びましょう。精油は揮発するので、作りおきせずそのつど作って。

アロマトリートメント

精油成分が皮膚に浸透。
心身の緊張もほぐす

キャリアオイルに精油を混ぜたオイルを使用したマッサージのこと。通常のマッサージ効果に加え、精油の香りによるリラックス効果と、精油とキャリアオイルの成分が皮膚から浸透する効果が期待できます。心身ともにリラックスできるトリートメントは、自らの体に行うのはもちろん、他者に行ってあげるのもおすすめ。パートナーや家族と、コミュニケーションの一環として行うとよいでしょう。

トリートメントは体調の悪いときや皮膚に疾患があるときは避けます。ベストタイミングは、血行がよくなっているお風呂あがり。精油成分が皮膚に浸透しやすい状態です。トリートメント後は精油成分を浸透させるためにも洗い流さないようにしましょう。気になる場合は、タオルで軽くふく程度にとどめて。

基本のトリートメントオイルの作り方

容器にキャリアオイルと精油を入れ、よく混ぜる。このとき、希釈濃度が1～2%程度になるように（次ページ参照）キャリアオイルと精油の量を計算する。顔など、敏感な場所に使用するときは、濃度を薄めにすること。できるだけ作りおきはせず、そのつど作りましょう。

◇注意点

保存する場合は遮光びんに入れて、1ヶ月以内に使い切って。

❖精油の希釈濃度について

精油は原液のまま肌に使用すると危険なので、キャリアオイルなどで薄めて使用します。キャリアオイルに対する精油の濃度を「希釈濃度」といいますが、セルフケアで使用する場合は1～2％が目安。精油の量が多いと肌に炎症が起きたりすることもあるので、必ず量を守りましょう。

精油の滴数の計算方法

①希釈濃度1％のトリートメントオイルを30mℓ作るときの、精油のmℓ数を算出

30mℓ×0.01=0.3mℓ

②精油1滴は約0.05mℓなので

0.3mℓ÷0.05=6滴

上記のとおりに計算し、精油の量を計算しましょう。ただし、顔や敏感な部分へ塗布するときは、0.5％程度の濃度になるように調節を。

1％のオイルを作るときの目安

キャリアオイルの量	精油の量
5mℓ	1滴
10mℓ	2滴
20mℓ	4滴
30mℓ	6滴

左記は目安です。希釈濃度を厳密に計算すると、目安のキャリアオイルの量から精油の量（滴数×0.05mℓ）を差し引いて、使用するキャリアオイルを計算する必要があります。

〔基本のテクニック〕

まずトリートメントオイルを手に取ったら、手のひらで温めるように、なじませます。それから目的の部位に塗り、リンパ液の流れにそって末梢から中枢へやさしくトリートメントしましょう。トリートメントは、「心地よい」と感じることがいちばん重要です。

４つの基本テクニックを下記に紹介しますがそれにこだわりすぎず、やさしくタッチしたり、さすったりするだけでも十分に効果があります。強さや回数も自分の好みで行いましょう。

もむ

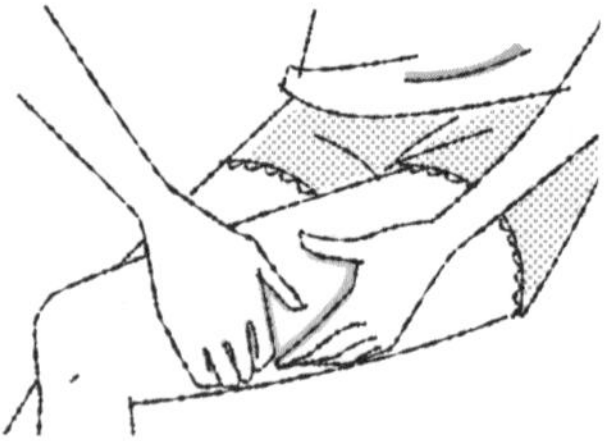

手のひらや指で圧力をかけながら、もんでいきます。筋肉のこわばりを和らげて、新陳代謝を促す効果も。ゆっくり行うことで、リラックス効果が高まるでしょう。

たたく

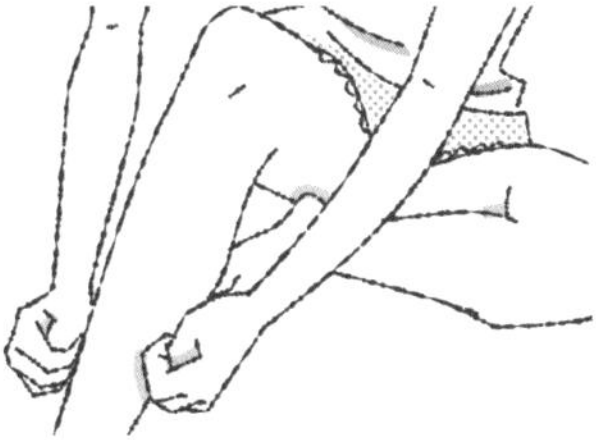

手や指、こぶしで、リズミカルにたたきます。その継続的な刺激が神経痛を緩和したり、筋肉の血液循環をよくしてくれます。強弱をつけて、一定のリズムでたたきましょう。

なでさする

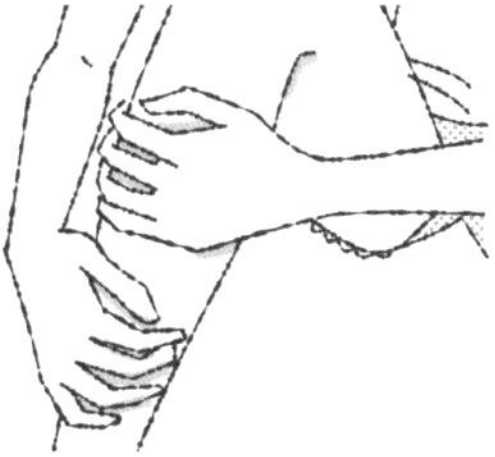

もっとも一般的な方法で、リンパ液が流れる末梢から中枢に向かって、手を滑らせるようにやさしくさすります。体の硬直をゆるめて血行を促進し、高いリラックス効果も得られます。

押す

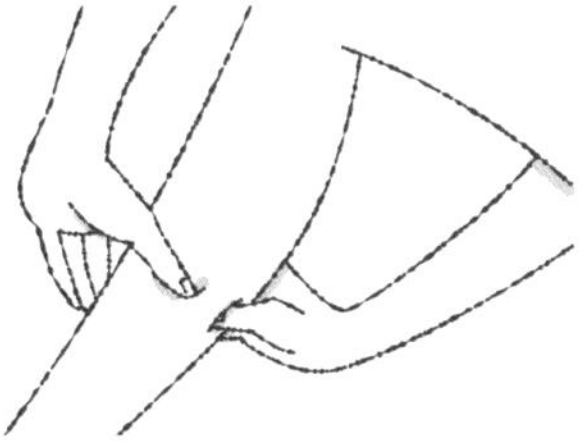

手のひらや指を使って、軽く圧力をかけながら押していきます。体の深部に働きかけ、神経痛を和らげたり、こりを鎮める効果もあります。

ハーブティー

飲むのはもちろん、うがいにも使用して

ハーブの成分をもっとも手軽に摂取できるハーブティー。2～3種類をブレンドするのもおすすめです。1日に飲む量の目安は、急な風邪などの症状緩和を目的とするときは1日4～5杯、冷え性などの慢性的なトラブルの症状緩和や体調管理を目的とするときは、1日に1～2杯を継続的に飲むとよいでしょう。

また、飲むだけではなく、冷ましてうがいに用いることも。例えばカモミール・ジャーマンは口内炎や風邪によるのどの痛みにも効果的です。ハーブティーの場合、通常は一煎目しかいれませんが、うがい用には二煎目を使用するとよいでしょう。

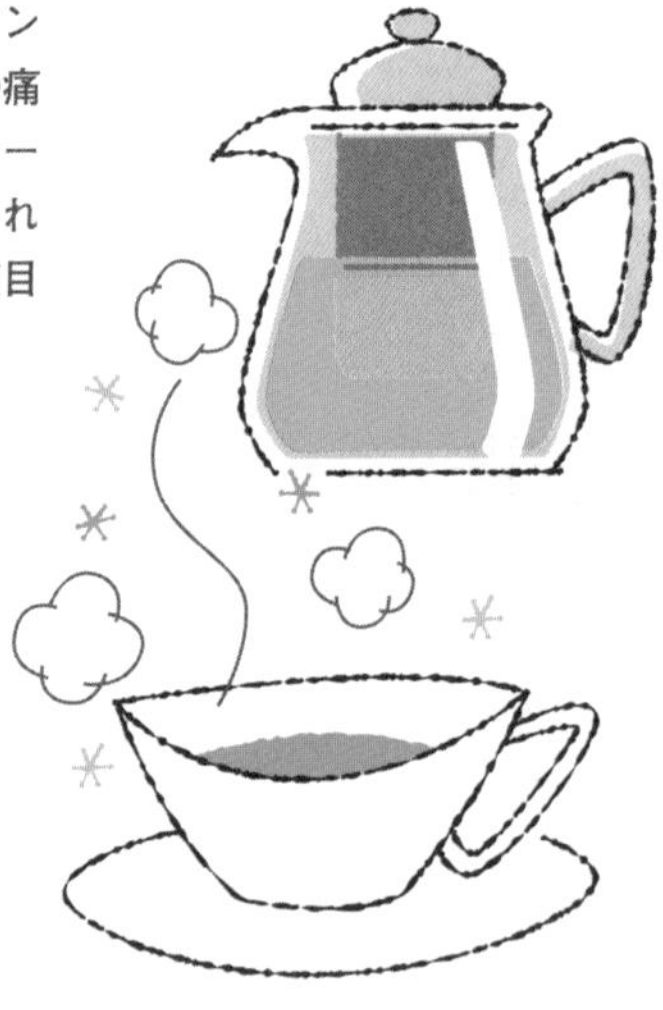

ドライハーブを使ったティーのいれ方

用意するもの(1人分)

ドライハーブ	2〜3g (指3本でつまむ程度)	ポット
		カップ
熱湯	200cc	茶こし

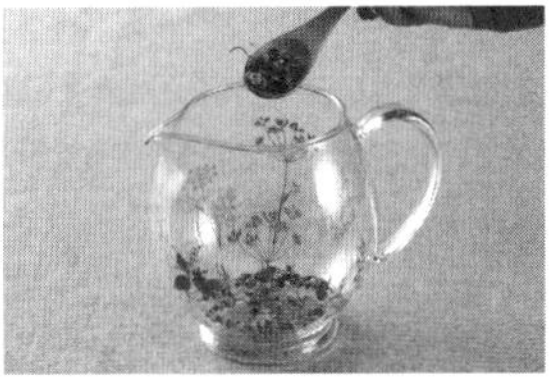

1 温めたポットに、ドライハーブを入れる。

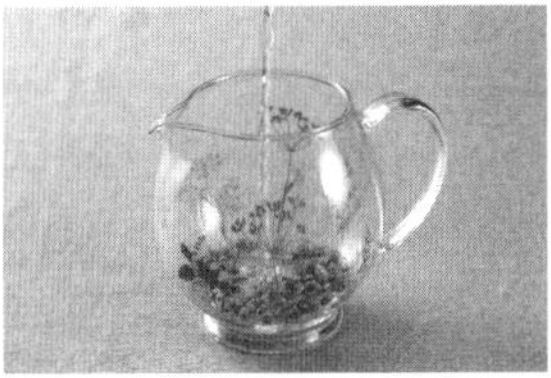

2 ポットに熱湯を注ぐ。揮発性成分が逃げないように、ふたをする。

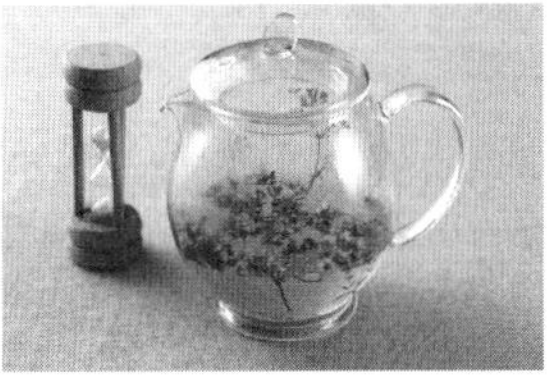

3 蒸らす。花ややわらかい葉で3分、固い葉や茎は5分を目安に。

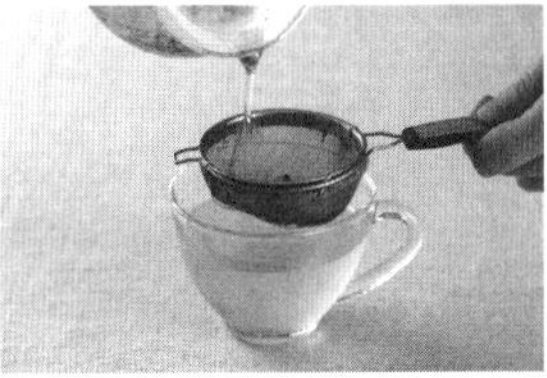

4 温めたカップに茶こしを通して静かに注ぐ。

*小鍋で湯をわかし、煮立ったら火を止めてハーブを入れる方法もあります。この場合も揮発性成分が逃げないように、必ずふたをしましょう。

ハーブティーの楽しみ方

1 ブレンドする

２～３種類のハーブをブレンドすると、オリジナルの味が楽しめます。味が苦手なハーブも、好みのハーブと混ぜると飲みやすくなります。ブレンドする場合も、ハーブの総量は１人分２～３ｇに。

2 フレッシュハーブを使う

ペパーミントやレモンバーベナなど、フレッシュハーブを使用するのもおすすめ。その場合、ドライハーブの２～３倍の量を用意しましょう。いれ方はドライハーブティーと同様ですが、蒸らす時間は長めに。

3 はちみつや牛乳などを加える

甘みを加えたいときは、はちみつやジャムなど、甘みがやわらかいものを加えるとおいしくいただけます。また、カモミールティーは牛乳を加えて飲むのもおすすめ。牛乳で煮出してもよいでしょう。

4 アイスティーにする

夏場は氷を入れて、アイスティーとして楽しんでも。使用するハーブは、ホットの２～３倍にして濃い目にいれるのがポイント。作り置きすると有効成分が揮発してしまうおそれがあるので、そのつどいれましょう。

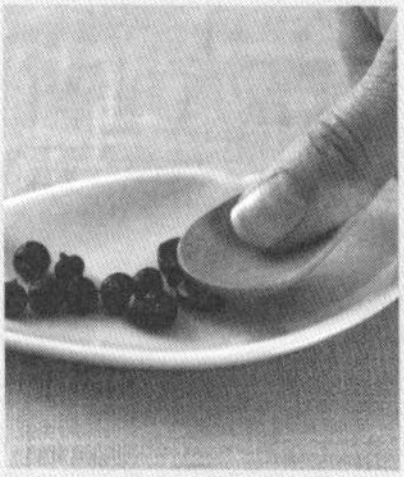

point　実や種子のような ハーブを加える場合

フェンネルやカルダモン、ジュニパーなどの固い実や種子を加えたいときは、スプーンの背などで軽く押すようにしてつぶしておきます。そうすることで、成分を抽出しやすくなります。

濃縮製剤（サプリメント）について

手軽にご家庭で楽しめるハーブティー。ただし、すべてのハーブがお茶としておいしく飲めるわけではありません。なかには苦いものや、独特の味や香りをもつものも多くあります。そういったハーブは、サプリメントなどの濃縮製剤で摂取したほうが、手軽でよいでしょう。

濃縮製剤にもさまざまな種類があります。ハーブをそのまま粉末にして錠剤やカプセル剤にしたものや、アルコールや水で成分を抽出したエキス剤やチンキ剤、種子からとった油をカプセルにしたものなどが、サプリメントとして流通しています。

しかし、これらのなかには薬に近い作用があるものもあります。そのため、薬を服用している場合や、体調によっては避けたほうがよい場合もあります。購入時に確認してください。

ハーブ料理

毎日の料理で積極的に使おう

風味づけに適したハーブは、積極的に日々の料理に使用したいもの。そのまま使用したり、スパイス、ハーブオイル、ハーブビネガーとして使用するなど、いろいろな使い道があるので、料理の幅も広がるでしょう。

そのまま料理に使用するハーブの代表には、ニンニクやショウガ、バジル、シソ、ダイズなどがあります。意識して、毎日の食事に加えましょう。スパイスとしてはセージやブラックペッパー、フェンネルなどが代表格。粉状に挽いてあるものや、葉を刻んで乾燥させたものなど、料理のアクセントにどんどん利用してください。

ハーブオイルやハーブビネガーも常備しておくと便利。簡単に手作りできるので、作ってみましょう。

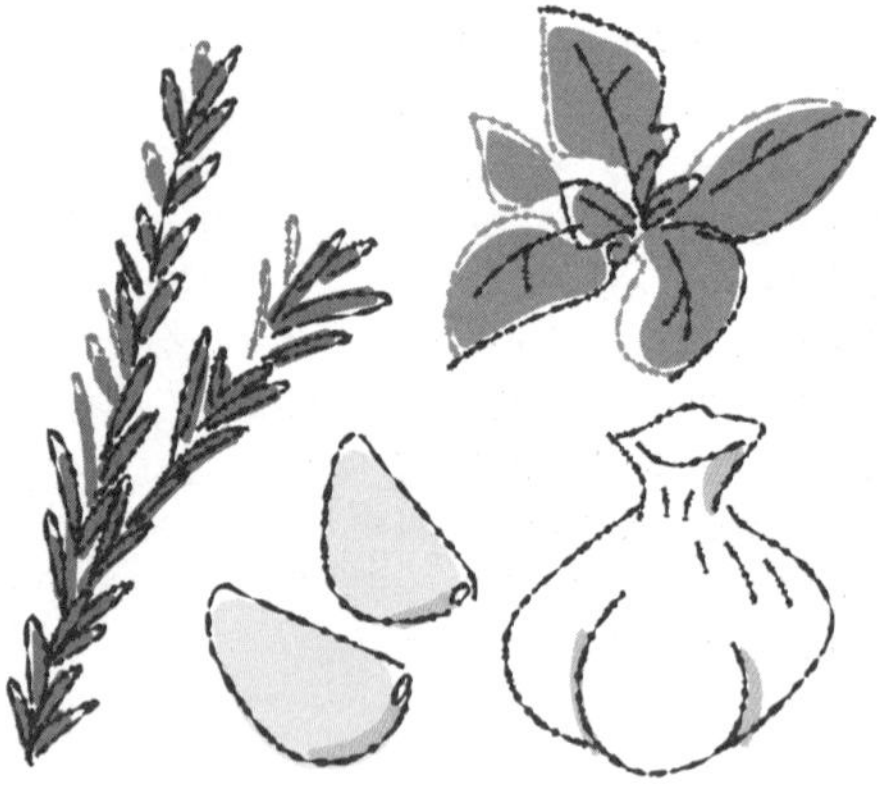

手軽にハーブを料理に取り入れるアイデア

1 スープに入れる

スープを作る際にハーブを入れると、具材が少なくても、風味がぐんと豊かになります。お好みのハーブでかまいませんが、おすすめなのはクローブやタイム、セージ、レモングラスなど。煮こみ料理にも。

2 炒めものに

和、洋、中を問わず、野菜として料理に加えて。例えばオレガノ、マジョラム、タラゴンなどのドライハーブを肉の炒めものに加えると、エスニック風の味わいに。また、チャーハンに入れても◎。

3 サラダに

生で食べられるハーブは、サラダに加えて。バジルやコリアンダー、ペパーミントなどは食べやすいので、ちぎって入れます。ドレッシングにスパイスを入れるのもおすすめです。市販のハーブソルトなどもよいでしょう。

4 下味に

肉料理や魚料理の下味にハーブを使用すると独特の臭みをとってくれて、ハーブの香りを楽しめます。ニンニクやショウガはもちろん、タイムやローズマリーを肉といっしょに焼くだけで、本格的な料理に変身します。

常備したい！　ハーブを使ったレシピ

ハーブオイル

用意するもの

フレッシュハーブ ……1〜2枝分
オリーブオイル ……… 2カップ
びん（煮沸消毒しておく）

作り方

1 ハーブを軽く日干しする。

2 ハーブを密閉できるびんに入れ、ハーブがすべてつかるところまでオリーブオイルを加えてふたをする。

3 1週間程度、常温で置く。香りがオイルに移ったらできあがり。

point

ハーブはローズマリーやセージ、タイムなど、水分が多くないハーブを選びましょう。ニンニクやトウガラシを風味づけに入れるのもおすすめ。ニンニクは皮をむいて加えましょう。ハーブオイルはピザやパスタ、ドレッシングをはじめ、パンにつけてもおいしいです。

ハーブビネガー

用意するもの

フレッシュハーブ……1〜2枝分
酢……200mℓ
びん（煮沸消毒しておく）

作り方

1 ハーブを軽く日干しする。
2 ハーブを密閉できるびんに入れ、ハーブがすべてつかるところまで酢を加えてふたをする。
3 1〜2週間常温で熟成させる。

point

ハーブはローズマリーやセージ、タイム、フェンネルなどがおすすめ。ハイビスカスやローズヒップなどのドライハーブを使用してもおいしくいただけます。酢はアップルビネガーや米酢など、淡白なものが向きます。水や炭酸水で割って飲むのも◎。

ハーブ酒

用意するもの

ドライハーブ……約200g
蒸留酒……約1ℓ
(ウォッカやジン、ホワイトリカーなど)
コーヒーフィルターまたはガーゼ
広口びん(煮沸消毒しておく)

作り方

1 ドライハーブをそのまま広口びんに入れる。
2 蒸留酒をハーブがすべてつかるところまで加えて、ふたをする。
3 1ヶ月程度冷暗所で熟成させる。
4 抽出液をコーヒーフィルターかガーゼでこす。
5 4の抽出液をびんに移しかえ、冷暗所でさらに熟成させる。

point

ハーブはセージやセントジョンズワート、ローズマリーなどを使用し、薬用酒として毎日少量ずつ飲みましょう。保存期間は2年程度です。

アロマスプレー

シュッと気分転換できる簡単スプレー

精油と無水エタノール、精製水だけで作る簡単スプレー。スプレータイプの保存容器に入れて、シュッとスプレーすれば、気分転換や空気の浄化にもなります。揮発しやすいので、少量ずつ作りましょう。

使うときは、そのつどよく振って。人やペットに向かってスプレーしないようにしましょう。

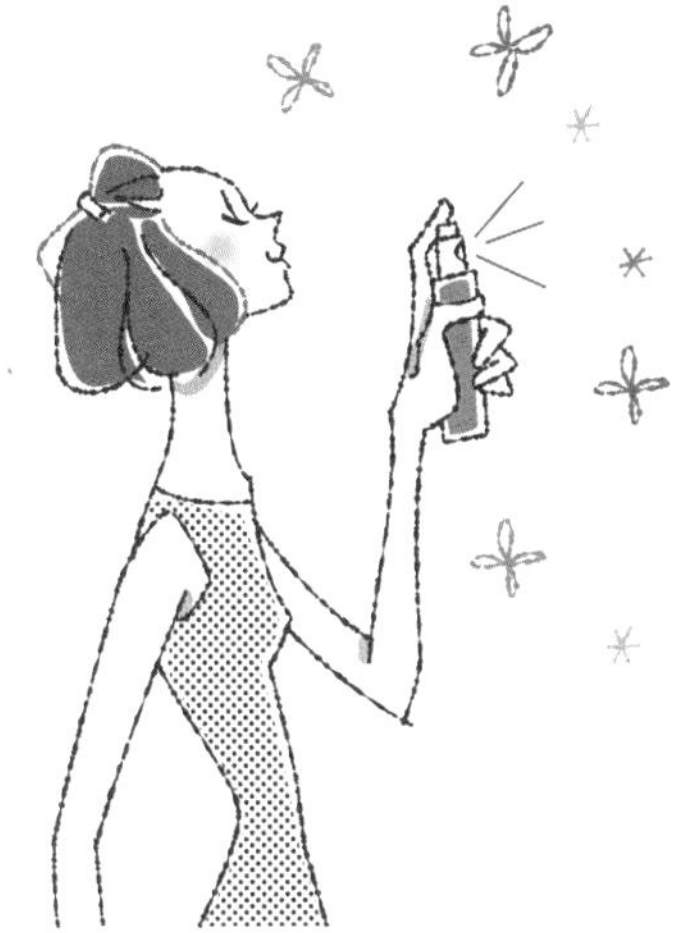

用意するもの

精油	10滴
無水エタノール	10mℓ
精製水	40mℓ
保存容器（スプレータイプ）	

作り方

保存容器に無水エタノールを入れ、精油を加えてよく混ぜる。精製水を加え、さらによく混ぜる。1ヶ月程度で使い切りましょう。

うがい

抗菌作用のあるティートリーを使用

ハーブティーをうがいに使用する方法もありますが、精油を使用する方法もあります。ただし、使用できる精油はティートリーのみ。ほかの精油は危険なのでやめましょう。ティートリーには強力な抗菌作用があるので、風邪の予防やのどの痛みを解消するのに役立ちます。精油の量は、約200mℓの水に対して1滴で十分。水に混ざりにくいので、少量のはちみつで精油を溶いてから水に加える方法がおすすめです。

あると便利な道具・基材

ビーカー	計量スプーン	ガラス棒	はかり
計量カップでも代用できます。耐熱性のある30mℓ、100mℓのものが便利。	少量のものをはかるときは、計量スプーンで。お料理用のものでかまいません。	材料を混ぜ合わせるときに使用。もちろん割り箸やスプーンでもかまいません。	少量の材料もはかることができる、0.5gから計量できるはかりが重宝します。
エッセンシャルウォーマー	**無水エタノール**	**精製水**	**天然塩**
みつろうやシアバターなどを温めるときに使用。ない場合は、湯せんで溶かします。	100%アルコール。スプレーや化粧水などに使用。薬局などで購入できます。	不純物のない純度の高い水で、化粧水などに使用。薬局などで購入できます。	精油やハーブと混ぜてバスソルトにすると、お湯に対する皮膚刺激が和らぎます。

PART 2

症状別ケア

日常的によく起こる、心身のトラブルや不調を
予防・改善するセルフケアをまとめました。
不調が起こる原因をしっかり解説し、
各症状に役立つ精油やハーブも紹介しているので、
セルフケアのスキルアップがのぞめます。

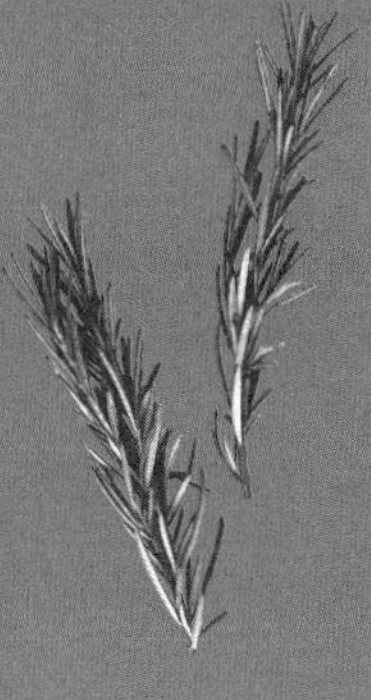

症状別ケアを始める前に

本章では、精油やハーブを使用した手軽にできるセルフケアを紹介します。適切なセルフケアを行うために、「安全のために注意したいこと」（46－49ページ参照）を最初に読んでから行ってください。

精油やハーブは心身の不調を改善するさまざまな効果がありますが、セルフケアではカバーしきれない病気も数多くあります。症状が深刻な場合は無理をせず、必ず医師の治療を受けてください。

セルフケアの point

point 1　自分の好きな味、香りのものを選ぶ

アロマセラピーやハーブセラピーのいちばんの目的は、心身をリラックスさせて、不調を取り除くこと。まずは、精油やハーブの作用にこだわりすぎず、好みの香りや味のものを使用してください。それぞれの症状に効果的な精油やハーブを数種類ずつ紹介しているので、そのなかから好みのものを選ぶとよいでしょう。

point 2　アプローチの方法をときには変えてみる

毎日摂取し続けることで徐々に効果があらわれるハーブもありますが、しばらく続けてみて効果があらわれないときは、ほかの種類の精油やハーブに変更したり、セルフケアの方法を変えてみたりするのも手です。また、いつも同じ精油やハーブを使用すると効果を感じにくくなる場合があるので、ときにはいつもと違うものを使用してみましょう。

point 3　不快になったり具合が悪くなったら中断する

セルフケアを行っているときに異常を感じたら、我慢せずに中止してください。人によっては、合わない精油やハーブがあります。また、アロマセラピーを行う際は、香りが強すぎると、気分が悪くなることも。短時間であれば、強い香りの吸入が効果的なこともありますが、芳香浴などは薄めの香りで行うことをおすすめします。

point 4　他者に行う場合は細心の注意を払う

アロマトリートメントなどは、他者に行ってもらうことで効果がアップします。しかし、他者にケアを行ったりすすめたりするときは、トラブルが起きないように注意を払ってください。正しい知識がないと症状が悪化することがあるので、相手の症状を理解したうえで行いましょう。妊婦さんや子ども、高齢者には特に気を付けてください。

症状別ケアの処方箋の見方

不調やトラブルの解消・予防方法を、それぞれ紹介しています。複数のアプローチ方法を紹介している項目もあるので、自分に合った方法でセルフケアを行ってください。

症状別のセルフケア
精油やハーブを使用した、各不調やトラブルに合ったセルフケアを紹介。

セルフケアのアイコン
セルフケアの行い方を、アイコンでわかりやすく紹介。簡単にできる、10種類のアプローチで行います。

片頭痛の人のコーヒー代わりのハーブティー

材料（1人分）

カモミール・ジャーマン……1つまみ
パッションフラワー……少々

方法

ティーポットにハーブを入れてお湯を注ぎ、ふたをして3分程度蒸らす。

point

片頭痛の人はカフェイン飲料をなるべくとらないほうがよいので、コーヒー代わりにハーブティーを飲むことを習慣にしましょう。ストレス性の頭痛のときは、パッションフラワーを多めに。

材料
簡単に行えるように、複雑なブレンドは避けています。また、その症状やトラブルに合った精油やハーブがほかにあれば、代用してもかまいません。分量は安全かつ適切にセルフケアを行える目安を示しています。

point
効果を高める、セルフケアのポイントなどを紹介。そのほか、代用できる精油やハーブ、そのトラブルの特徴なども示しています。

方法
不調やトラブルに合った具体的な方法を紹介しています。セルフケアの詳しい方法は、50−72ページを参照してください。

セルフケアアイコンについて

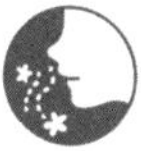

吸入
精油の香りを直接かいだり、蒸気とともに精油成分を吸入する。詳しい方法は51ページを参考に。

芳香浴
アロマポットなどで香りを楽しむ方法。詳しい方法は52—53ページを参考に。

アロマバス
精油やハーブを入れて入浴をする。詳しい方法は54—55ページを参考に。

湿布
精油を湿布として利用する。詳しい方法は56ページを参考に。

塗布
精油を使用したオイルを塗る方法。詳しい方法は57ページを参考に。

アロマトリートメント
精油入りのオイルでトリートメントをする方法。詳しい方法は58—59ページを参考に。

ハーブティー
ハーブをお茶として飲む方法。詳しい方法は62—65ページを参考に。

アロマスプレー
精油を使用したスプレーを使用する。詳しい方法は71ページを参考に。

うがい
ティートリー精油でするうがい。詳しい方法は72ページを参考に。

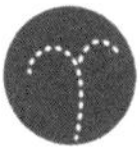

洗浄
精油入りの水で患部を洗浄する方法（方法は、各セルフケアを参考に）。

日常的な体の不調

日常的によく起こりがちな不調のセルフケアを紹介します。

精油やハーブで予防や対症療法より一歩先のセルフキュアを

「セルフケア」とは、自分で世話をするという意味ですが、「セルフキュア」という言葉もあります。これは自分で治療する、つまり不調に向かった体を元通りにするという、より積極的な考え方です。

例えば「風邪が流行しているから抗ウイルス作用のある精油を使う」「胃が弱いから食後にハーブティーを飲む」というように、不調の原因を見極め、自分で対処できればそれは立派なセルフキュアです。精油やハーブは、こうしたセルフキュアに役立ちます。

体の回復力もアップさせれば不調は少なくなる

人間には、疲労や寝不足、環境の変化などによって体がいつもと違う状態になっても、それをもとに戻す力が備わっています。これを医学的には「ホメオスターシス（＝恒常性）」といい、これが維持できなくなると、不調が起きてしまいます。そのため、健康を維持するには、体の回復力を高めることが大切。日頃からきちんと睡眠や食事をとって生活習慣を正すのはもちろんですが、精油やハーブを使って体の回復力アップをサポートすることで、不調を減らせるのです。

セルフケアで栄養ドリンク剤いらずに

あとひと踏ん張りしたいというときに飲む栄養ドリンク剤。元気が出た気になりますが、実はその場しのぎで、疲れや不調の根本的な解決にはなりません。そういうときは、精油やハーブを利用して疲れを癒したり、リフレッシュを。そうすれば回復力が高まり、疲れにくい体になるのです。

不調の原因の多くは、睡眠が足りないこと！

睡眠が不足すると、脳が正常に機能しなくなり、自律神経や内分泌系（ホルモン）の調節機能が崩れてしまいます。しかし、現代では日常的に睡眠不足に陥っている人が非常に多くいます。これでは体の不調が起きてしまうのも当然のこと。いくらサプリメントや栄養ドリンクを飲んでも、睡眠不足を補うことはできません。十分な睡眠をとれば、体の不調の多くは防ぐことができるのです。

例を挙げると、胃腸の不調も睡眠不足が原因で起こることがよくあります。というのも、胃腸が食べ物を消化吸収したり、排せつの準備をしたりするのは、主に副交感神経が優勢になる睡眠中。睡眠時間が短ければ消化にかける時間も足りず、快調な胃腸を維持するのは困難なのです。このような場合、胃腸そのものに問題があるわけではないので、まずは十分に睡眠をとりましょう。

寝つきが悪いのであれば鎮静作用のある精油やハーブを使用し、睡眠時間を確保しましょう（１９６－２０１ページ参照）。物理的に睡眠時間がとれない場合も、副交感神経を優勢にするリラックス作用のある精油やハーブを使うことで、体の不調を予防することができます。

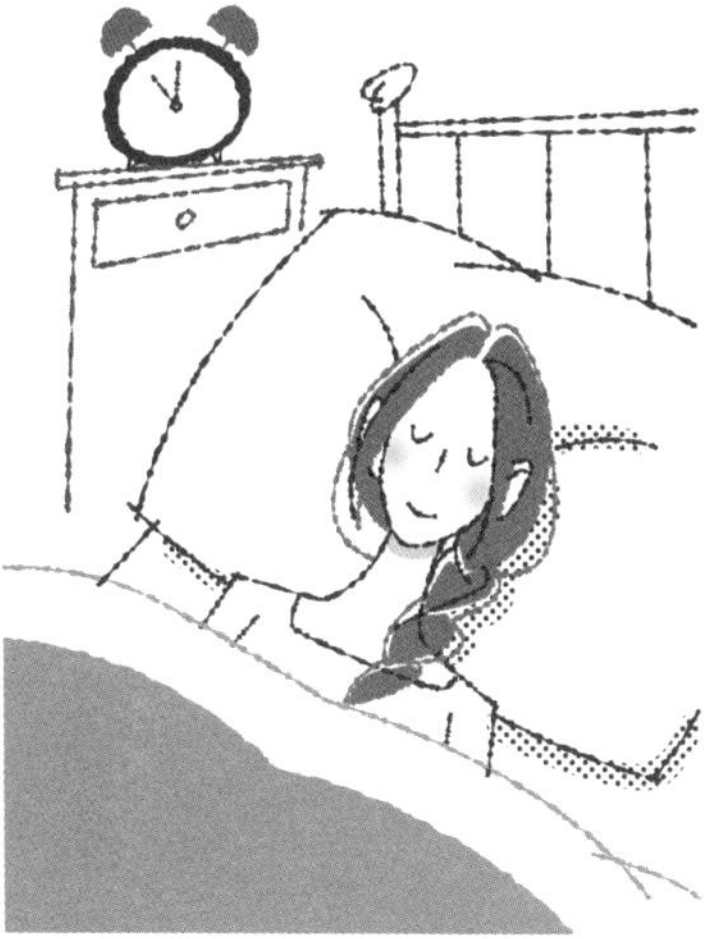

心と体の健康をつかさどる自律神経とは？

自律神経とは汗をかいたり、心臓を動かすといった体の自動調節を担っている神経のことで、交感神経と副交感神経があります。緊張・興奮状態のときに優勢になる交感神経と、睡眠時などリラックス状態のときに優勢になる副交感神経がバランスよく働くことで、心と体の調子を整えています。ストレスが続き自律神経のバランスが乱れることも、現代人の不調の要因のひとつです。

精神的ストレスが原因の不調にも効果的

心と体は密接につながっており、胃痛や頭痛なども実は精神的ストレスが元凶であるケースが多々あります。その場合、一時的に薬で体の不調を改善できる場合もありますが、メンタルケアをしない限り根本的な解決になりません。このように、健康を維持するには不調が起きた部分だけに目を向けるのではなく、体のほかの部分や心の問題まで含めたトータルなケアが重要。このようなケアを「ホリスティック(=統括的)ケア」といいます。

精油やハーブには、体の不調に直接働きかけると同時に、心に作用するものがたくさんあります。そのため、精油やハーブでメンタルケアをすることが、体の不調を緩和したり予防したりすることにつながるのです。

「日常的な体の不調」に効く主な精油・ハーブ

※緊張型頭痛に効く

精油　カモミール・ローマン、クラリセージ、グレープフルーツ、マジョラムスイート、ラベンダー、レモン、レモングラス、レモンバーム、ローズウッド

ハーブ　カモミール・ジャーマン、リンデン、レモンバーム

※片頭痛に効く

ハーブ　カモミール・ジャーマン、パッションフラワー、バレリアン、フィーバーヒュー

※風邪に効く

精油　シダーウッド・アトラス、タイム・リナロール、ティートリー、パイン、マジョラムスイート、ユーカリ・グロブルス、レモン、ローズマリー・シネオール

ハーブ　エキナセア、エルダー、カモミール・ジャーマン、ゴールデンシール、シソ、ショウガ、セージ、タイム、チャ、ニンニク、バジル、フェンネル、ペパーミント、ヤロウ、リコリス、リンデン、レモンバーム

※せきやのどの痛みに効く

精油 サイプレス、シダーウッド・アトラス、タイム・リナロール、ティートリー、フランキンセンス、ペパーミント、ユーカリ・グロブルス、ローズマリー・シネオール

ハーブ エキナセア、エルダー、カモミール・ジャーマン、セージ、タイム、チャ、バジル、フェンネル、リコリス

※胃腸の不快感に効く

精油 オレンジ・スイート、フェンネル、ペパーミント、レモングラス

ハーブ アーティチョーク、カモミール・ジャーマン、カルダモン、コリアンダー、シソ、ショウガ、ナツメグ、バジル、フェンネル、ペパーミント、リコリス、レモングラス、レモンバーベナ、ローズマリー

※吐き気に効く

精油 オレンジ・スイート、プチグレン、ペパーミント、レモン、ローズマリー・シネオール

ハーブ カルダモン、ショウガ、タンポポ、ペパーミント

※便秘に効く

精油 オレンジ・スイート、ペパーミント

ハーブ サイリウム、タンポポ、フラックス、ペパーミント、レモングラス

❋下痢に効く

ハーブ　ゴールデンシール、サイリウム、ナツメグ、ローズヒップ

❋起立性調節障害に効く

精油　グレープフルーツ、ティートリー、レモン、ローズマリー・シネオール

ハーブ　カモミール・ジャーマン、パッションフラワー

❋眼精疲労に効く

精油　オレンジ・スイート、カモミール・ローマン、ペパーミント、ラベンダー

ハーブ　カモミール・ジャーマン、ビルベリー、ペパーミント、レモンバーベナ

❋口内炎の症状に効く

精油　ティートリー

ハーブ　エキナセア、カモミール・ジャーマン、カレンデュラ、セージ

❋痔に効く

精油　サイプレス、ジュニパー

❋膀胱炎に効く

精油　ティートリー

ハーブ　エキナセア、クランベリー、タンポポ、ネトル

日常的な体の不調

頭が痛い

症状　肩こりや眼精疲労を伴うことが多い緊張型頭痛

頭痛にもいくつか種類がありますが、慢性の頭痛でいちばん多いのが、肩こりに伴う「緊張型頭痛」。眼の疲労や痛みを伴うこともよくあります。症状が軽い場合は後頭部に重苦しい鈍痛を感じる程度ですが、症状が重くなると、まるでハチマキで頭を締めつけられるような、強い痛みを感じます。

緊張型頭痛は、同じ姿勢を長時間とり続けることで起きる、筋肉の緊張が原因。また、体を起こしている時間が長い、つまり活動時間が長いということも引き金になります。というのも、人間が上体を起こした姿勢でいるためには、重たい頭や腕などを支える必要があります。これらを支えている筋肉のひとつを僧帽筋（首から肩、肩甲骨にかけての筋肉）といいますが、この筋肉の緊張が続くと、頭の周囲の筋肉もこって緊張し、頭が締めつけられて痛みを発症します。つまり、「頭のこり」がある状態が慢性化したのが、緊張型頭痛なのです。

また、時間に追われていたり、失敗が許されないような状態が続けば、筋肉の緊張はますます強まります。頭痛もちの人は日頃から精油やハーブを取り入れ、精神的にリラックスした状態を心がけることが大切なのです。

意外と多い薬物乱用頭痛とは？

鎮痛剤を頻繁に服用すると、薬がきれると頭痛が起きるようになってしまいます。これを薬物乱用頭痛といい、我慢して2～4週間以上鎮痛剤を服用しなければ、たいてい頭痛がおさまります。薬への依存状態を脱するためにも、頭痛のケアには精油やハーブを役立てるとよいでしょう。

対処法

血行を促進しリラックス効果が高いものを

緊張型頭痛を緩和するハーブの代表は、筋肉の緊張を鎮める鎮痙作用や血管拡張作用と精神的なリラックス効果を兼ね備えているカモミール・ジャーマン。お茶として飲むのはもちろん、二煎目を濃く煮出し、お風呂に入れるのも効果的です。というのも、緊張型頭痛の場合、血行をよくする入浴は痛みを緩和するのに有効。入浴するだけでも効果はありますが、お茶として飲んだ茶がらを有効活用できるこの方法は、経済的にもおすすめです。また、鎮痙作用、鎮静作用、抗うつ作用に優れたレモンバームも、ストレスからくる緊張型頭痛に効果を発揮します。

精油は心身の緊張をほぐしたり、血行を促進したりするものが有効。ラベンダーやクラリセージ、レモンバーム、カモミール・ローマンなどが役立ちます。芳香浴よりもアロマバスがおすすめです。さらにアロマトリートメントも取り入れれば、心も体もリラックスできてよいでしょう。

また、緊張型頭痛の場合、体を動かすことが、痛みの予防になります。パソコン作業などで同じ姿勢をとり続けているときは、定期的にストレッチを取り入れて予防を（方法は95ページ参照）。肩がこってしまう前に、なるべく頻繁に行うように心がけましょう。そのときに芳香浴をしながら行えば、リラックス効果もアップします。

さらに、筋力が落ちると筋肉に負担がかかりやすくなり、肩もこりやすくなります。テニスやバレーボール、水泳など、腕を大きく動かすスポーツで筋力アップをはかることも、実は緊張型頭痛の予防になるのです。

パソコンを頻繁に使用する人の、頭痛予防策

日常的に長時間パソコンを使う人は、モニターの向きや高さを調整しておくことが、緊張型頭痛の予防策になります。というのも、前かがみの姿勢は首の筋肉を緊張させるので、肩こりや頭痛の原因に。正しい姿勢を保てれば肩こりが軽減されるため、頭痛の発症もかなり抑えられるのです。姿勢を正して作業ができるように、パソコンのモニターの位置を調節しておきましょう。

症状　若い女性に多く、吐き気を伴うことも多い片頭痛

緊張型頭痛の次に多いのが、片頭痛。緊張型頭痛と見分けるポイントは、体を動かすと痛みが増すという点です。側頭部がズキンズキンと脈打つように痛み、ひどい場合は光や音などの刺激でさえも頭に響き、吐き気や嘔吐を伴うこともよくあります。特に若い女性に多く、遺伝性があるともいわれています。月経時や、緊張が解けたあとに起こりやすいのも特徴です。

片頭痛は、脳の外側の血管の収縮と拡張、同時に起こる三叉《さんさ》神経の興奮が原因で起こると考えられています。三叉神経とは、頭や顔の感覚や動きを支配する神経のこと。三叉神経の興奮によって分泌される神経伝達物質が、脳をおおっている硬膜の血管を拡張させて、頭痛が起きるのです。

縮んだ血管が拡がるときに頭痛が起こるので、痛みがあるときは血行がよくなる入浴や飲酒は避けましょう。また、動くと悪化するので、頭を少し高くして横になり、安静を保ってください。

片頭痛の人が避けたほうがよい食品もあります。チョコレートやチーズ、アルコール（特に赤ワイン）、カフェインなどがその代表。片頭痛の誘発因子になりうるので、なるべく控えたほうがよいでしょう。

また、睡眠不足や寝過ぎ、二度寝も片頭痛を誘発します。睡眠前に安眠効果のある精油やハーブを使用し、質のよい睡眠をとるように心がけましょう（196－201ページ参照）。休日でもいつも通りの時間に起床し、眠いときは日中に少しだけ昼寝をするほうが、効率的といえます。

カフェインと片頭痛の関係

片頭痛の誘発因子といわれるカフェインですが、発作時に摂取すると痛みが緩和されることもあります。これはカフェインにある血管収縮作用が、拡張した血管をもとに戻してくれるため。しかし、習慣的に摂取していると、発作の頻度も痛みも増すために逆効果です。つまり、普段カフェインを摂取しない人にだけ、カフェインは片頭痛の緩和剤になるのです。

対処法 片頭痛に精油は不向き。有効なハーブを取り入れて

片頭痛には特効薬があるので、まずは医師の診察を受けましょう。

ちょっとした刺激が片頭痛を悪化させるので、痛みを感じるときは、香りを楽しむアロマセラピーはあまりおすすめできません。ハーブは痛みが起きてしまったときに使用しても即効性はありませんが、予防として取り入れて。片頭痛の誘発物質であるカフェイン飲料をやめて、好みのハーブティーにするだけでも違いが出てくるはずです。

片頭痛を和らげるには質のよい睡眠が不可欠なので、安眠効果の高いバレリアンも予防効果があるといわれています。さらに神経系の興奮を鎮静する効果もあるため、ストレスからくる片頭痛にも効果を発揮します。バレリアンもサプリメントで摂取するのが一般的です。

フィーバーヒューは、有効成分のパルテノライドが片頭痛を引き起こす要因となるセロトニンの放出を抑制し、片頭痛を予防すると考えられています。苦味があり、

まれに口内炎をひきおこすことがあるのでサプリメントで摂取を。2～3ヶ月は飲み続けてください。

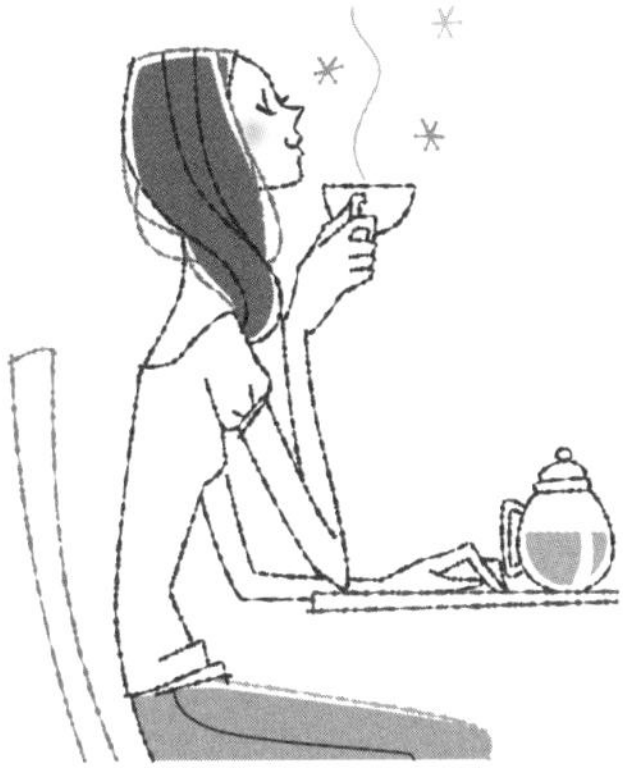

精油やハーブでセルフケアできない頭痛

　頭痛には慢性的に繰り返すものと突発的なものがあります。突発的な頭痛の場合、くも膜下出血や慢性硬膜下血腫など脳血管障害が原因で起きている可能性があります。これらの頭痛は命にかかわることもあるので、もちろんセルフケアでは対処できません。すぐに受診を。ただし、前兆として頭痛がすることはないので、頭痛もちだからといってこれらの病気を疑う必要はありません。

緊張型頭痛を和らげる アロマバス

材料

カモミール・ジャーマン …… 適量

方法

一煎目はカモミールティーとしていただく。二煎目を適量の水で煮出し、5分程度おく。抽出液は茶こしでこし、お風呂に入れてよく混ぜて入浴する。

point

カモミール・ローマンの精油を3滴程度湯ぶねに入れても同様の効果があります。

緊張型頭痛を予防する アロマトリートメント

材料

ラベンダー精油 …………………… 2滴

スイートアーモンドオイル…… 10mℓ

方法

キャリアオイルに精油を混ぜて、トリートメントオイルを作る。手に取り首や肩に塗り、やさしくさする。

point

入浴をして血行をよくしてから、行いましょう。

片頭痛の人の
コーヒー代わりのハーブティー

材料（1人分）

カモミール・ジャーマン……… 1つまみ
パッションフラワー ……………少々

方法

ティーポットにハーブを入れてお湯を注ぎ、ふたをして3分程度蒸らす。

point

片頭痛の人はカフェイン飲料をなるべくとらないほうがよいので、コーヒー代わりにハーブティーを飲むことを習慣にしましょう。ストレス性の頭痛のときは、パッションフラワーを多めに。

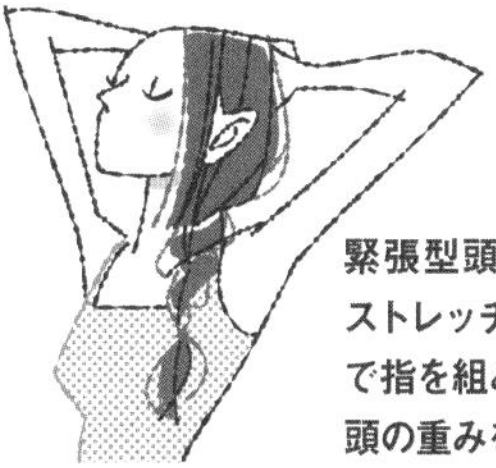

緊張型頭痛は痛くなる前のストレッチが大切！　後頭部で指を組み、首の力を抜いて頭の重みを手にあずける。

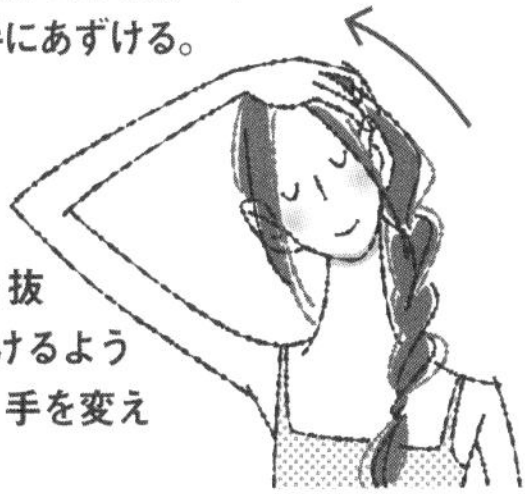

右手を左のこめかみあたりに当て、首の力を抜き、手で頭を右側に傾けるようにして、首筋を伸ばす。手を変えて反対側も同様に。

日常的な体の不調

風邪の症状

症状

風邪はウイルス感染。初期症状にはセルフケアを

風邪の原因のほとんどは、ウイルス。症状としては発熱やのどの痛み、鼻水、せきなどが見られ、ウイルスの種類によって症状はさまざまです。いずれも通常であれば、数日で症状が和らぎ、自然治癒します。

意外かもしれませんが、風邪のウイルスそのものを退治する薬は存在しません。ですから病院へ行っても、症状を緩和する対症療法のみ。風邪の初期段階であれば、精油やハーブでも十分に対処可能なのです。ウイルスに対する免疫系の反応を活発にし、自然治癒力を高めるセルフケアが役立ちます。

ただし、インフルエンザの場合は、セルフケアは困難。風邪と違って特効薬（抗ウイルス薬）があるので、病院に行きましょう。家族への感染を防ぐためには、抗ウイルス作用や抗炎症作用のある精油が役立ちます。芳香浴をするときも、換気をマメにしましょう。

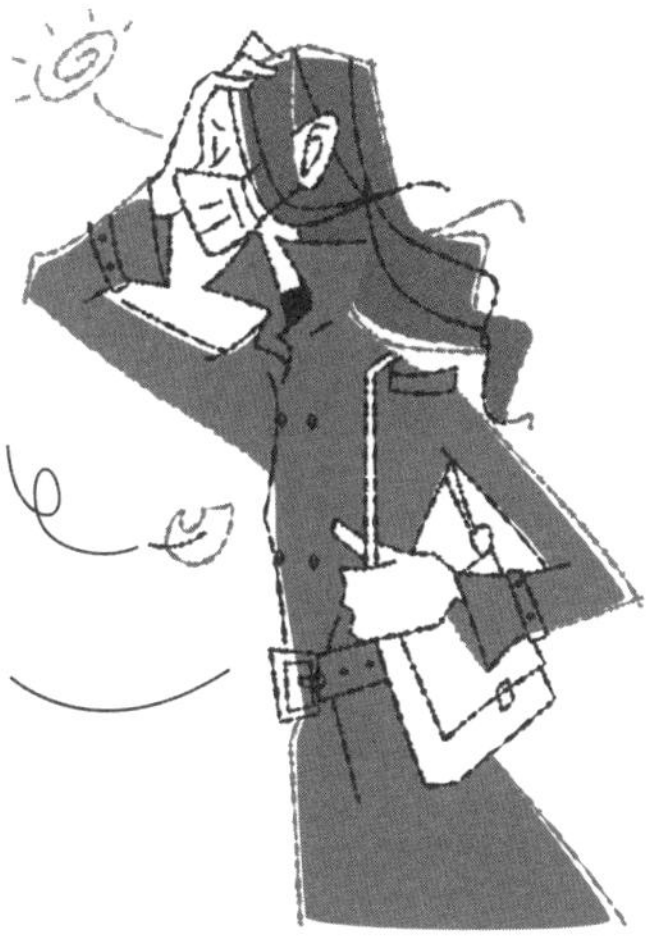

風邪の予防はうがいと手洗い

風邪ウイルスの多くは鼻の奥の粘膜から感染するので、うがいだけで洗い流すことはできません。しかし、ウイルスが付着したものに触れた手で顔を触ったり、飛沫を口から吸いこんだりすることもあるので、うがいと手洗いをこまめにしましょう。手で顔を触らないことも大切。

症状　風邪をこじらせないように二次感染対策を

治りかけたと思ったら、またすぐに体調を崩してしまった……という経験がある人も少なくないはず。その場合、二次感染が原因のひとつとして考えられます。

二次感染とは、ウイルスに感染して体の抵抗力が低下したために、さらに細菌による感染症にかかってしまうこと。風邪が治りかけたと思ったとたん、また熱が出て扁桃腺が腫れたり、中耳炎や副鼻腔炎になったりすることです。風邪をひいたときはとにかく休養が大切なので、まずはしっかり完治させて、二次感染を防ぎましょう。この場合も、抗ウイルス作用や抗菌作用のある精油やハーブが効果的。「治った」と安心せずに、セルフケアを継続して行いましょう。

症状　免疫力が落ちていると、風邪をひきやすい体に

本来であれば自然治癒が期待できる風邪ですが、なかなか治らない、ワンシーズンに何度も風邪をひいてしまうということもあります。この場合、もともとせきや

痰がおさまりにくい体質だという場合もありますが、ウイルスとたたかう免疫力がうまく作動しなくなっていることも考えられます。

その理由としてもっとも多いのは、過労やストレス。疲労や緊張が続いていると、自律神経系やホルモン系だけでなく、免疫系のシステムも崩れてしまいます。こういう場合は、まずしっかりと睡眠や休養をとることが重要。精油やハーブを用いた具体的なケアの方法は、１８８－１９１ページ「疲れやすい」の項目を参照してください。

抗生物質はたたかう相手がいないと効かない

「風邪には抗生物質が効く！」と思っている人が多いかもしれませんが、抗生物質がたたかうのはウイルスではなく細菌。ですから、普段健康な人が風邪のウイルスに感染したからといって抗生物質を飲んでも、二次感染の予防にはなっても、風邪そのものがよくなることはないのです。むやみに抗生物質を使うのは、むしろ耐性菌化しやすいのでよくないといえます。

対処法

風邪のひき始めにはティートリーやユーカリを

風邪は、ひき始めのケアが肝心です。体を温めて睡眠と水分をたっぷりとり、食事は軽くして安静にすること。これにつきます。そのうえで、精油やハーブの力で免疫系の反応を高めたり、のどの痛みやせきなどの症状を楽にするセルフケアを取り入れて、悪化するのを防ぎましょう。

風邪の初期や予防には、抗ウイルス作用や抗炎症作用が強い精油やハーブが有効。なんといっても、ティートリーの精油が効果大です。予防として芳香浴やアロマスプレーなどに使用するのはもちろんのこと、うがいにも使えます。ただし、基本的には精油を口に入れるのは危険なので使用量を守り、ティートリー以外の精油はうがいに使用しないでください。また、主にサプリメントで用いるエキナセアも免疫賦活作用と抗ウイルス作用に優れているので、風邪のひき始めにのむと効果的です。

せきなどの呼吸器系の不調には、ユーカリ・グロブルスの精油を。鼻の通りがよくなるような清涼感のある香りで、鎮咳作用や去痰作用、強い抗ウイルス作用も兼ね備えています。デコルテ（首元から胸元あたり）に塗布すれば、皮膚からはもちろん肺からも揮発した有効成分を吸収。のどの痛みや鼻づまり、せきなどの症状を緩和します。

　ほかにも鎮咳作用や去痰作用のある精油は多いので、アロマスチームなどで使用するのも効果的。ただし、せきがひどいときは悪化するおそれがあるので、避けてください。呼吸器系の不快症状のケアは106－109ページにも紹介しているので、参照してください。

風邪をひいたら、食事は少なめに

　風邪のひき始めは、食事を軽めに済ませるのがよいとされています。なぜなら、食べ物の消化吸収にエネルギーを使うと、より体力を消耗してしまうから。風邪をひいたときの食事に、おかゆやうどん、スープ類などがよいのは、消化吸収に必要なエネルギーが少なくて済むからなのです。栄養をとることは大切ですが、無理にたくさん食べる必要はありません。

対処法 たっぷりのハーブティーを頻繁に飲みましょう

風邪をひいたときは、水分をたっぷり補給することが重要。1日4～5杯を目安に、ハーブティーを飲みましょう。

ハーブは、熱があるときはカモミール・ジャーマンやエルダー、リンデンを。血管を拡張する作用があり、体を温めて熱を下げます。抗ウイルス作用や抗炎症作用もあり、鼻やのどの炎症緩和にも有効です。

対処法 ハーブをたっぷり入れたスープで栄養補給を

欧米では風邪のひき始めにチキンスープを飲みます。消化がよく、栄養もしっかりとれるスープは、体力が落ちているときの食事にぴったりです。

スープにたくさんのハーブを入れれば、さらに効果が高まります。ショウガは、解熱を促して吐き気を抑える効果があります。抗菌・抗ウイルス作用に優れたニンニクやネギ類を入れるのもよいでしょう。

タイムやセージも抗菌・抗ウイルス作用が高いといわれています。お茶か煮出し液でうがいをしたり、蒸気を吸入したりする方法もありますが、お茶として飲むには少し苦味があるので、スープの風味づけに使用するのがおすすめです。

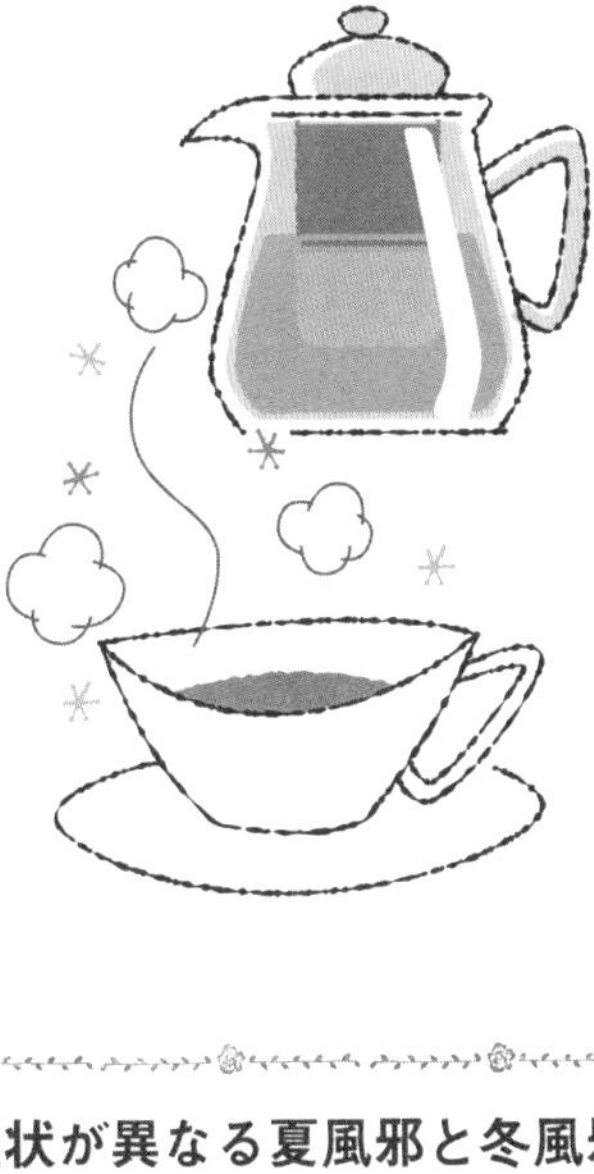

症状が異なる夏風邪と冬風邪

風邪の原因になるウイルスは、非常にたくさんの種類がありますが、季節によって優勢なウイルスは異なるため、夏風邪と冬風邪の症状が異なります。夏風邪の場合、腸内で増殖するウイルスが多く、腹痛や嘔吐、下痢といった胃腸にも症状が出る場合が多いのが特徴。つらい鼻水やせきなどは、冬風邪に多い症状です。

家族に風邪が感染するのを防ぐ芳香浴

材料

ローズマリー・シネオール精油 ……2滴
マジョラムスイート精油 ……1滴

方法

ディフューザーなどの芳香拡散器に精油を落とし、香りを部屋に漂わせる。

point

ディフューザーを使うと、広範囲に拡散できて効果的。ただし芳香浴の際も部屋を閉め切らず、しっかり換気を。

風邪の予防、のどの痛みに効果的なうがい

材料

ティートリー精油 ……1滴
はちみつ ……少量

方法

はちみつに精油を落とし、よく混ぜる。約200mℓの水に入れてよく混ぜ、うがいをする。

point

はちみつを使用すると、精油が溶けやすくなります。ただし、うがいにティートリー以外の精油は使用せず、飲み込まないように注意しましょう。

せきや鼻づまりを緩和する塗布

材料

ティートリー精油 …… 1滴
ユーカリ・グロブルス精油 …… 1滴
スイートアーモンドオイル …… 10mℓ

方法

キャリアオイルに精油を混ぜて、オイルを作る。手に取ってデコルテに塗る。

point

保存容器に入れれば、携帯できます。1日3～4回塗るとよいでしょう。

熱があるときのハーブティー

材料（1人分）

エルダー …… 1/2つまみ
カモミール・ジャーマン …… 1/2つまみ

方法

ティーポットにハーブを入れてお湯を注ぎ、ふたをして3分程度蒸らす。

point

風邪のときは水分補給が大切なので、1日に4～5杯たっぷり飲みましょう。

せき、のどの痛み

症状

風邪だけでなく、気管支の過敏さでも起こる

せきには、痰のからまない乾いたせきと、痰のからむ湿ったせきがあります。気管支が敏感な体質の人は、温度や湿度などのささいな変化にも反応し、乾いたせきが止まらないこともあります。

また、心身の疲労が長く続くと、軽いのどの痛みをおぼえることがあります。うつ病の人がのどの痛みを頻繁に訴えることがあるのはこのためで、疲労による体の免疫力低下が原因。普段感染しないような、弱い菌にも感染しやすいのです。

対処法

菌によるのどの痛みには抗菌作用に優れたハーブを

軽いのどの痛みが繰り返し起きる場合は、免疫力の低下が疑われます。免疫力を回復するには、日頃から心身の疲れを取るセルフケアを取り入れることがポイント。188－191ページ「疲れやすい」の項目を参照してください。

扁桃炎など、菌によるのどの痛みなら、抗菌作用に優れたタイムやセージの薄い煮出し液でうがいを。もちろん、料理に使用してもかまいません。また緑茶にも強い抗菌作用があるので、いつもより多めに飲みましょう。

扁桃炎を繰り返しやすい人のセルフケア

繰り返す扁桃炎は、扁桃腺の奥に常時細菌が残っていて、のどの粘膜が荒れたりすると細菌が増えることで起こります。扁桃炎の予防には、抗菌作用のあるニンニクやネギ類、タイム、セージ、クローブなどが効果的。料理に取り入れやすいものばかりなので、積極的に使用しましょう。

対処法 湿ったせきは痰を出し、乾いたせきは粘膜を潤す

痰がからむ湿ったせきにはユーカリ・グロブルス、ティートリーなど、去痰作用のある精油の蒸気吸入が効果的。また、鎮咳作用や鎮痙作用のあるサイプレスやフランキンセンスの精油も役立ちます。キャリアオイルで希釈し、デコルテ部分に塗布しましょう。

いっぽう、むせるような乾いたせきが頻繁に出る場合は、のどの粘膜を潤します。ひどいせきには鎮痙作用のあるフェンネルやリコリスなどのハーブティーを。粘膜保護作用があるカモミール・ジャーマンとブレンドするのがおすすめです。粘り気のある液体でのどを潤すとせきが鎮まりやすいので、ハーブティーにはちみつなどを入れて少し煮詰め、シロップにするのも効果的です。

湿ったせきを和らげる蒸気吸入

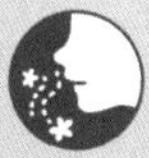

材料

ユーカリ・グロブルス精油……2滴

方法

洗面器やマグカップなどに熱めのお湯を張り、精油を落として蒸気を吸い込む。蒸気が逃げないように、頭からバスタオルをかぶるとよい。

point

やけどに注意し、目をつぶって行いましょう。むせるような乾いたせきが出るときは、悪化するので避けます。ティートリーの精油でもよいでしょう。

乾いたせきが出るときのハーブティー

材料（1人分）

カモミール・ジャーマン……1つまみ
リコリス……少々

方法

ティーポットにハーブを入れてお湯を注ぎ、ふたをして3分程度蒸らす。

point

リコリスを入れると甘みが出ます。また、のどの粘膜を保護するはちみつを入れてもOK。のどが潤うように、ゆっくりと飲みましょう。

胃腸の不快感

症状　主に胃に症状が出る機能性胃腸症

「胃がもたれる」「胃がムカムカする」など、慢性的な胃の不快感に悩む人は少なくありません。単純に暴飲暴食で胃が荒れて不快感をおぼえる場合もありますが、内視鏡検査では何も問題はないのに、不快症状が続くこともよくあります。このように、胃そのものには問題がないのに胃腸の不快感が続く場合を「機能性胃腸症」と呼び、現代社会に増えている病気です。

原因として考えられるのは、ストレスや過労、睡眠不足など。これらは胃腸の動き（蠕動《ぜんどう》）や消化液の分泌を乱す要因となるため、胃腸がスムーズに機能しなくなり、胃痛や吐き気、胃もたれなどの症状を起こすのです。そのため、胃の保護剤などによる治療だけでは根本的な解決に至らず、なかなか完治はのぞめません。こういうときこそ、ストレス緩和や自律神経系に働きかける精油やハーブが活躍するのです。

　高齢者にも機能性胃腸症はよく見られます。それは、年齢とともに胃腸も適切に、力強く働かなくなるからです。加齢による機能の低下そのものを食い止めるのは困難ですが、胃腸の動きをサポートするハーブを使い、症状を改善しましょう。

胃腸がストレスに弱いといわれる理由

　走っているときや緊張しているときには、あまり空腹を感じません。これは交感神経が緊張していると、胃腸が活発ではなくなるからです。逆に副交感神経が活発なとき、胃腸も活発になります。ストレスが加わると交感神経が優勢になるため、胃腸の動きや胃酸などの分泌に不具合が生じるのです。

症状　主に腸に症状が出る過敏性腸症候群

現代に多い胃腸の病気のひとつに、「過敏性腸症候群」があります。これも、大腸や小腸に炎症やがんなどの異常が見つからないにもかかわらず、腹痛やおなかの不快感と排便の異常が起きる病気。排便後は症状が和らぐのが、大きな特徴です。また、下痢だけでなく便秘の症状が出ることもあり、これらを交互に繰り返すケースもよくあります。

過敏性腸症候群には、不安や緊張など、精神的ストレスが強く関わっていますが、体質的に胃腸の動きが落ち着かないことが関わっている人もいます。体質的に腹痛と下痢を起こしやすい人は女性よりも男性に多く、特に若い男性に多いのも特徴です。

もともとは体質的な症状でも、「電車に乗っていておなかが痛くなった」といった経験から「外出先でまた同じ症状を起こしたらどうしよう」と不安になると、そのストレスで症状が悪化し、悪循環に陥るケースがあります。きちんと治すには、医師による治療だけでなく、胃腸と精神面の両方に働きかけるセルフケアが有効。精油やハーブを使えば、直接胃腸に働きかける効果があるだけでなく、緊張や不安の緩和も期待できます。

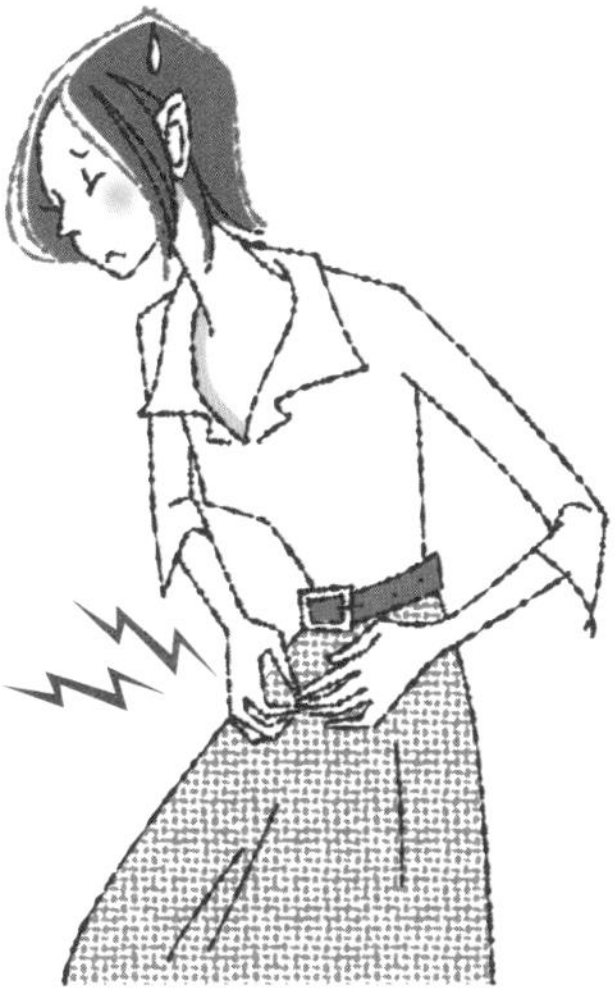

過敏性腸症候群の症状には個人差がある

過敏性腸症候群は排便によって症状が和らぐという特徴がありますが、便通の異常には個人差があります。下痢や便秘はひどくなくても「おならが頻繁に出る」、「おなかにガスがたまって下腹部が張る」という悩みが続くことも。これは精神的ストレスが大きく影響していることが考えられるので、精油やハーブでストレスケアを行い、日常に支障がある場合は医師に相談しましょう。

対処法

胃腸の働きを助けるハーブは多い

なんとなくいつも胃がもたれているという人は、食べ方に問題があるかもしれません。まず大切なのは、よくかむこと。食べ物が大きなかたまりのまま胃に入ってくると胃の仕事量が増える分、食べ物が胃に留まっている時間が長くなり、もたれやすくなるのです。また、夜遅くにたくさん食べるのも問題。そのうえ睡眠時間が短いとなれば、胃腸が消化に働く時間が足りませんから、朝に食欲がないのも当然です。

胃腸の不快感をなくすためには、食べ方を見直すのはもちろんですが、直接胃腸に働きかけるハーブが適しています。胃腸の働きを助け、蠕動を促進してくれるハーブの代表はペパーミントとレモングラス。毎食後、ハーブティーで飲むとよいでしょう。

また、胃がもたれやすく、おなかが張りやすいという人は、ふだんから食事にフレッシュミントやバジル、シソといったハーブを取り入れてみるのもよいでしょう。

さらに、胃もたれやおなかの張りが気になったときは、ペパーミントの精油を用いたアロマトリートメントをすれば、不快感を改善できます。

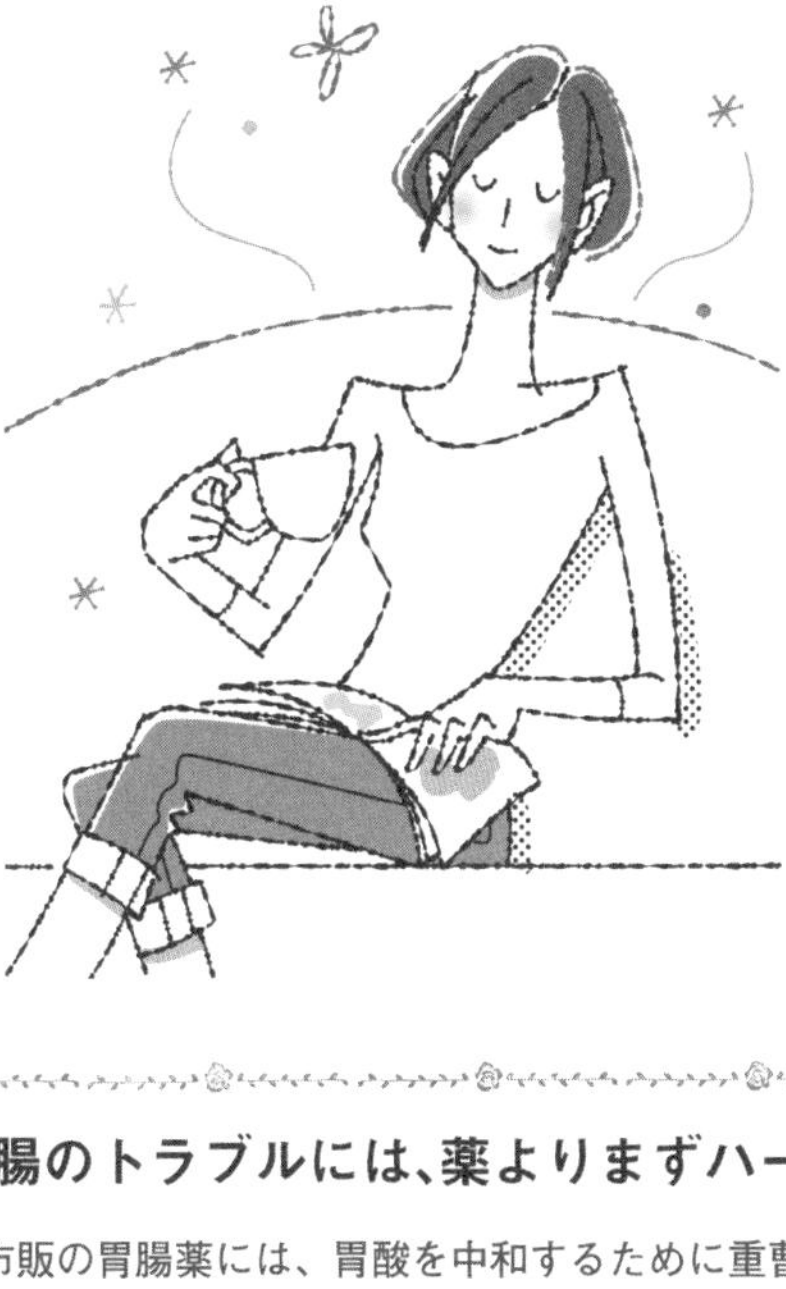

胃腸のトラブルには、薬よりまずハーブを

市販の胃腸薬には、胃酸を中和するために重曹（炭酸水素ナトリウム）が含まれているものがあります。胃がもたれるときに飲むとスーッとして不快感が解消されますが、効果が切れるとまたもたれる……という悪循環に陥ってしまいます。こうしたことを防ぐためにも、胃腸の不快感にはハーブがおすすめです。

対処法

ストレス性の不調にはカモミール・ジャーマン

機能性胃腸症や過敏性腸症候群をはじめ、胃腸の不調は、ストレスと深い関係があります。ストレスを感じるとすぐ、胃の表面がただれたように荒れてしまう体質の人もおり、胃痛や吐き気など、強い自覚症状がある場合もあります。そのため、胃腸と精神面の両方からのケアが必要。まさに、ハーブが効果を発揮するのです。

そんなストレス性の胃腸のトラブルに役立つのは、なんといってもカモミール・ジャーマン。精神を安定させる作用に加え、胃の粘膜に直接働きかける、たくさんの効能をもっています。

その主役ともいえる成分が、カマズレン。消炎作用と胃の粘膜を修復する作用があります。さらに、鎮静作用のあるアピゲニンという成分も含有しています。そのほか、鎮痙作用もあるため、キリキリと胃が痛むようなときにも有効です。

このように多くの胃腸トラブルを解消してくれるカモミール・ジャーマンは、万能ハーブ。胃腸が弱い人はもちろん、精神的ストレスが胃腸に影響しやすい人は、毎日の習慣にするとよいでしょう。クセがなく、飲みやすい味だというのも、毎日続けるための大切なポイントです。

そのうえで、さしこむような腹痛や、おなかがゴロゴロするといったときは、フェンネルやリコリスを、胃もたれや吐き気が気になるときはペパーミントを、精神的な緊張が強いときはパッションフラワーやレモンバームを、といったように、自分の症状に合わせてハーブをブレンドするとより効果が高まります。

医薬品にも使われるカマズレン

カモミール・ジャーマンの主成分は、カマズレン。熱を加えるとできる成分で、青色をしています。アズレンとして化学合成されており、医師の処方する胃薬にも使われている成分です。穏やかに作用するのが特徴で、抗炎症作用が高く評価されています。アズレンは胃薬以外にも、皮膚炎の塗り薬や目薬、うがい薬にも使われています。

過敏性腸症候群に効くハーブティー

材料(1人分)

カモミール・ジャーマン…… 1/2つまみ
ペパーミント…………… 1/2つまみ

方法

ティーポットにハーブを入れてお湯を注ぎ、ふたをして3分程度蒸らす。

point

胃もたれが強いときはペパーミントを多めに、ストレスが強いときはカモミール・ジャーマンを多めにと、ブレンドの比率を変えましょう。

胃もたれを解消するアロマトリートメント

材料

ペパーミント精油……………… 2滴
スイートアーモンドオイル…… 10mℓ

方法

キャリアオイルに精油を混ぜて、トリートメントオイルを作る。手に取り、腸の向き(時計回り)に円を描くようにおなかをやさしくさする。

point

あまり強く押さず、軽くさする程度にしましょう。

キリキリする胃痛に効くハーブティー

材料（1人分）

カモミール・ジャーマン	1/2つまみ
フェンネル	1/2つまみ

方法

ティーポットにハーブを入れてお湯を注ぎ、ふたをして3分程度蒸らす。

point

胃腸の痙攣を感じたときに。フェンネルは、軽くつぶしてから加えましょう。

胃の不快感を和らげるアロマバス

材料

ラベンダー精油	2滴
オレンジ・スイート精油	1滴
天然塩	ひとつかみ

方法

天然塩に精油を入れてよく混ぜ、湯ぶねに入れてよく溶かして入浴する。

point

ラベンダーの鎮痙作用とオレンジ・スイートの健胃作用で、胃の痙攣と胃の不快感からくるストレスも和らげます。

吐き気

症状　胃腸の動き方に異常が生じると吐き気が起こる

吐き気は本来は上から下へと動く胃腸が逆に動こうとしたり、動かなくなったりすることで起こります。暴飲暴食をしたときはもちろん、脂っこいものなどを食べたりしたあとにも吐き気が起きることもあり、消化不良が原因です。これらには、110－119ページ「胃腸の不快感」で紹介した胃腸の働きを促進するハーブが役立ちます。また、不安や緊張で突然強い吐き気が起きることも。これは自律神経が刺激されるためで、気を失いそうな感じや冷や汗を伴うこともあります。

対処法

精油やハーブで、胃腸を上から下へ動かす手助けを

吐き気の応急処置には、ショウガの絞り汁が昔から使われてきました。紅茶に入れたり、白湯に入れたりして飲むとすっきりします。また、脂っこいものの消化不良には、アーティチョークやタンポポのハーブティーもおすすめ。いずれも胆汁分泌促進作用があるため、脂肪の消化を助けます。

緊張からくる吐き気には、ペパーミントやローズマリー・シネオール、レモン、プチグレンなど気付け効果のある精油の香りを短時間かぐのが効果的。乗り物酔いにも有効です。

緊張すると吐き気をもよおす理由

緊張すると交感神経が刺激され、反動で内臓や血管に分布している迷走神経と呼ばれる副交感神経の過剰反応が起きることがあります。この迷走神経反射が、吐き気を起こす原因。この場合、バランスをとるために交感神経系を刺激する気付け効果の高い、ペパーミントなどの精油が効果的です。

ムカムカをすっきりさせる塗布

材料

ペパーミント精油……………2滴
スイートアーモンドオイル…10mℓ

方法

キャリアオイルに精油を混ぜて、オイルを作る。手首の内側に塗布してかぐ。

point

保存容器に入れれば携帯できるので、吐き気がしたら塗布を。みぞおちをトリートメントするのも有効です。

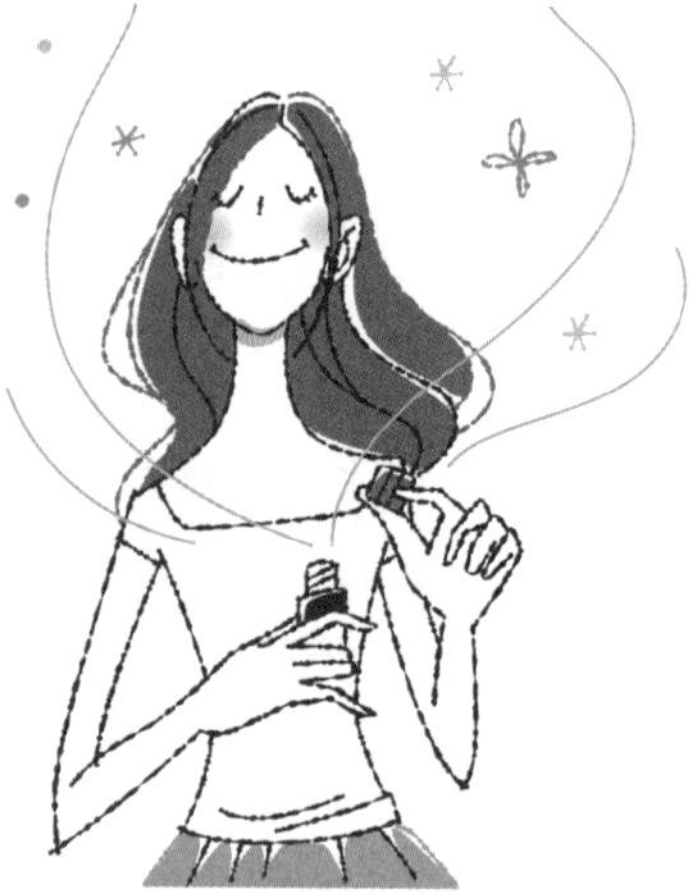

緊張による吐き気をおさえる吸入

材料

ローズマリー・シネオール精油 …… 1滴

方法

ハンカチやティッシュに精油を落とし、鼻に近づけて吸入する。

point

香りが強いと頭が痛くなる場合があるので、精油の量は少なくし、短時間かぎましょう。もちろん、びんのふたを取り少し離してかいでもかまいません。

消化不良の吐き気を解消するハーブティー

材料（1人分）

ペパーミント …… 1/2つまみ
レモングラス …… 1/2つまみ

方法

ティーポットにハーブを入れてお湯を注ぎ、ふたをして3分程度蒸らす。

point

飲むときに香りをかぐと、さらにスッキリした気分になります。

日常的な体の不調

便秘

症状

腸が緊張したり弛緩して、便秘が起こる

食物繊維や水分不足、運動不足、ストレスなどが原因で、排便が困難になる便秘。ひどくなると腹痛やおなかの張り、イライラといった自覚症状を伴います。特に女性は便意をもよおしたときに我慢し、排便のリズムが狂ったことで起こる直腸性便秘が多いのが特徴。睡眠不足や多忙によっても起こります。そのほか、ストレスなどで腸が痙攣して起こる過敏性腸症候群に多い痙攣性便秘や、加齢や運動不足が原因で蠕動が低下したことで起こる弛緩性便秘もよくあります。

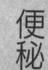

対処法

生活を見直し、便秘薬の代わりにハーブや精油を

　便秘の解消にはきちんとした食生活と、十分な睡眠、適度な運動、また、ストレスをためないようにすることも重要です。便秘になるとすぐに下剤に頼る人も多いようですが、常用するとそれなしでは排せつできなくなり、便秘はどんどん悪化します。腸の蠕動を促すハーブは多くあるので、慢性化する前にそれらを利用して便秘を解消しましょう。また、同様の効果があるペパーミントなどの精油でおなかをトリートメントするのも、便秘改善に効果があります。

腹痛が起こりづらい下剤

　近年腹痛を伴いにくい下剤として、酸化マグネシウム入りのものが市販されています。酸化マグネシウムは腸管内で水分を吸収する作用があるため、結果として便がやわらかくなり、排便を促すのです。直腸を無理やり動かさないため、腹痛が起きにくい下剤です。

対処法

便秘を改善するさまざまなハーブ

タンポポには根にイヌリンという成分が含まれており、便をやわらかくする作用があります。腹痛を起こさず、穏やかに効果を発揮するのも特徴。タンポポの根を焙煎したものがタンポポコーヒーとして市販されているので、利用するとよいでしょう。また、腸管の運動を促進する作用があるレモングラスやペパーミントも、便秘改善に有効です。

そのほか、水溶性食物繊維と同様に、水を吸って膨らむことでかたい便をやわらかくし、排便をスムーズにするサイリウムやフラックスの種子も、便秘に効くハーブとして海外では有名です。サイリウムはサプリメントとして流通していますが、フラックスは日本ではなかなか手に入りにくいのが現状です。

腸の動きをよくする アロマトリートメント

材料

ペパーミント精油……………2滴
スイートアーモンドオイル… 10mℓ

方法

キャリアオイルに精油を混ぜて、トリートメントオイルを作る。手に取り、腸の向き（時計回り）に円を描くようにおなかをやさしくさする。

point

あまり強く押さずに、軽くさする程度にしましょう。同じく便意を促す効果のある、オレンジ・スイートなどをプラスしてもよいでしょう。

おなかをスッキリさせる ハーブティー

材料（1人分）

レモングラス………… 1/2つまみ
ペパーミント………… 1/2つまみ

方法

ティーポットにハーブを入れてお湯を注ぎ、ふたをして3分程度蒸らす。

point

便秘の解消には、水分をたくさんとることが大切です。水分補給に、ハーブティーをたっぷり飲みましょう。

日常的な体の不調

下痢

症状

精神的ストレスをはじめ下痢の原因はさまざま

食あたりや食中毒、消化不良、冷たいものなどの過剰摂取、体質、寒さによるものなど、下痢の原因はさまざま。一時的なものであれば、いずれおさまります。また、精神的ストレスや、不規則な生活も下痢の原因のひとつ。それらによって腸の蠕動が過剰になると、腹痛が起きたりおなかがゴロゴロしたりします。そして、腸内での水分の分泌や、吸収の低下が起きることで下痢になります。精神的ストレスが関係する下痢は、過敏性腸症候群（113ページ参照）が代表的です。

対処法

ローズヒップなどに下痢を和らげる効果がある

急な下痢は、体に有害なものを早く外に出すために起こるので、薬を飲んで無理に止めるべきではありません。水分をたっぷりとり、安静にしているのがいちばんです。

精油で下痢に直接効くものはありませんが、ハーブはいくつかあります。たとえばローズヒップ。穏やかではありますが、下痢を和らげる収斂《しゅうれん》作用があります。腹痛を伴う下痢には、カモミール・ジャーマンやフェンネルをブレンドすると効果がアップ。腹痛が強いときは、リコリスを加えるとよいでしょう。風邪による下痢には、主にサプリメントで用いるゴールデンシールが有効です。

また、早朝に腹痛と下痢でよく目を覚ます人はナツメグ

腸管免疫を高めて、下痢を予防

便通の異常が起きたときは、腸内の善玉菌が減っている状態。腸管免疫を高めれば、下痢や便秘の予防になります。ぬか漬けなどの漬け物には、植物性乳酸菌が多く、有効。また、バナナなど、オリゴ糖が豊富な食物も善玉菌を増やすのに役立ちます。

を。おろし金で削って紅茶などに加えたり、シチューやカレーなどの料理に加えます。ナツメグは冷えによる下痢にも効果を発揮します。精神的なストレスが原因で繰り返し起こる下痢の多くは過敏性腸症候群によるものなので、１１０－１１９ページ「胃腸の不快感」の項目も参照してください。

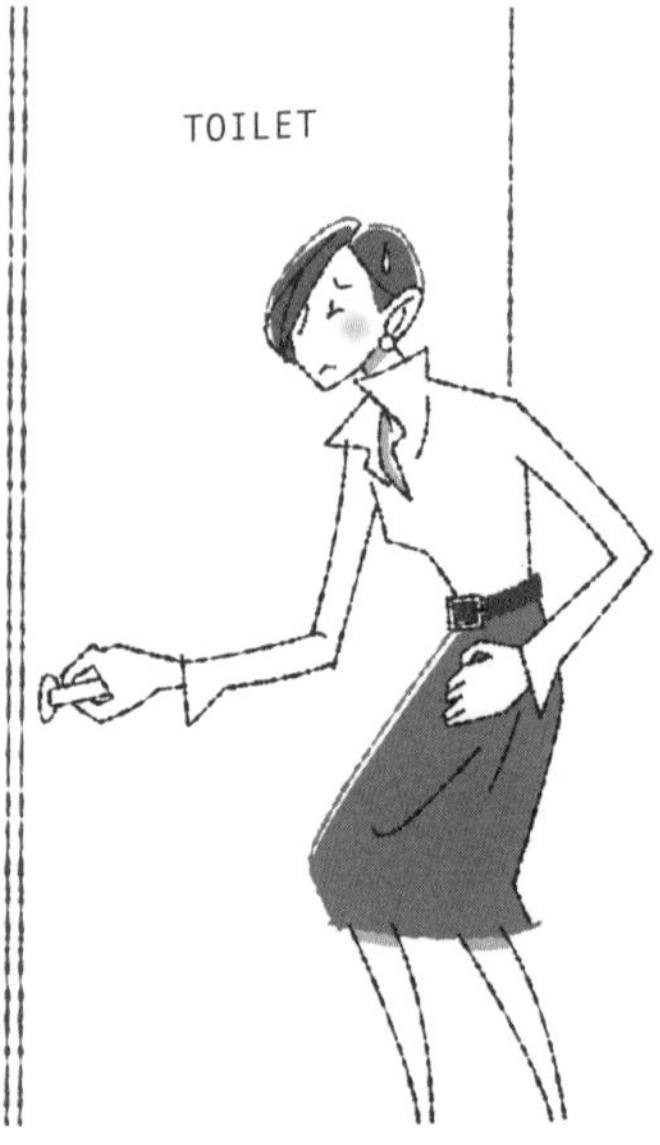

ストレス性の下痢にも効果的なハーブティー

材料（1人分）

カモミール・ジャーマン…… 1/2つまみ
フェンネル……少々
リコリス……少々

方法

ティーポットにハーブを入れてお湯を注ぎ、ふたをして3分程度蒸らす。

point

ストレスを強く感じているときはカモミール・ジャーマンを多めに加えるとよいでしょう。水分補給にたっぷり飲んでください。

腹痛を伴う下痢に効くハーブティー

材料（1人分）

ローズヒップ…… 1/2つまみ
リコリス…… 1/2つまみ

方法

ティーポットにハーブを入れてお湯を注ぎ、ふたをして3分程度蒸らす。

point

酸味のあるローズヒップに、甘みの強いリコリスがマッチ。リコリスはストレス性の胃痛を和らげる効果もあります。

日常的な体の不調

起立性調節障害

症状対処法

自律神経のコントロールが体の成長に追いつけずに起こる

たちくらみやめまい、寝起きが悪い、疲れやすいなどの症状を訴える病気で、成長の著しい思春期に多く見られます。精神的ストレスが原因だと誤解されがちですが、本来は体質的な要因で、起床時に副交感神経から交感神経への切り替わりがうまくいかないために起こり、20代頃まで症状が続く人もいます。

改善には、自律神経の切り替わりをよくするケアを。起床時に部屋にレモンやグレープフルーツなどの精油入りスプレーをひとふきすると、目覚めがよくなります。

目覚めをよくするスプレー

材料

レモン精油 ………… 10滴
無水エタノール………… 10mℓ
精製水 ………… 40mℓ
保存容器（スプレータイプ）

方法

保存容器に精油とエタノールを入れて混ぜ、精製水を加えて混ぜる。

point

精油はグレープフルーツでもOK。人に向けて散布しないようにしましょう。

シャキッとする冷湿布

材料

ローズマリー・シネオール精油 …… 1滴

方法

洗面器などに冷水を張り、精油を落としてよく混ぜ、タオルや布に含ませる。よく水けをしぼったら、しばらく顔にのせる。

point

精油はティートリーでもかまいません。目をつぶり、目に入らないように気を付けて行いましょう。

日常的な体の不調

眼精疲労

症状対処法

ドライアイや筋肉の緊張を精油やハーブで和らげる

長時間パソコン作業などをして目を酷使するとまばたきが減り、目が乾いてしまいます。また、焦点を合わせるために使われる目の筋肉が疲れることも、眼精疲労の一因です。これらを解消するには、目の周辺の筋肉を温めること。リラックス効果があるラベンダーやカモミール・ローマン、オレンジ・スイートなどの精油で目に温湿布をすると、血行がよくなり、一時的に症状が和らぎます。

ハーブティーで精神的なリラックスをはかるのも、筋緊張の緩和に有効。もうひと仕事したいときはペパーミントやレモンバーベナを。一日の終わりにはリラックス作用が高いカモミール・ジャーマンが効果的です。肩こりや緊張型頭痛も同時に起こりやすいので、86－95ページ「頭が痛い」や266－269ページ「腰痛、肩こり」の項目も参照してください。

眼精疲労を和らげる温湿布

材料

ラベンダー精油 ………… 2滴

方法

洗面器などに適温のお湯を張り、精油を落としてよく混ぜ、タオルや布に含ませる。よく水けをしぼったら、しばらく目の上にのせる。必ず目は閉じて行うこと。

洗眼や点眼にハーブが使われるヨーロッパ

ヨーロッパでは、点眼や洗眼にもハーブを使用することがあります。使用するハーブは、カレンデュラやカモミール・ジャーマン。これを精製水で薄く煮出し、ペーパーフィルターでこして、細かいゴミを取り除きます。それを冷まして洗眼したり、点眼したりします。

口内炎

症状対処法

カモミールティーやティートリーでケア

口内炎は、口の中の粘膜に起きるあれやただれなどの炎症です。もっとも多いのはヘルペスウイルスによるもの。ビタミンＢ群不足によるものは、実は多くありません。ヘルペスによる口内炎は、発熱時や疲労時、紫外線を長時間浴びたとき、過度のストレスがあるときなどに出やすく、繰り返し口内炎が起こるときは免疫力が低下している可能性があります。９６－１０５ページ「風邪の症状」の項目を参照して、免疫力を高めましょう。

できてしまった口内炎のケアには、粘膜の保護作用があるカモミール・ジャーマンのティーを冷まして口に含むのが効果的。もちろん、予防にもなります。また、抗炎症作用があり、傷の治りを促すティートリーの精油を少しだけ綿棒につけ、患部に直接つける方法もあります。ただし味が苦いので、子どもには不向きです。

口内炎の炎症を鎮めるカモミールティー

材料

カモミール・ジャーマン ……… 1つまみ

方法

ティーポットにハーブを入れてお湯を注ぎ、ふたをして3分程度蒸らす。これを冷まし、口によくふくませてから飲む。

歯肉炎も不調のサイン

口の中には、細菌が多く存在します。しかし、唾液や口腔粘膜には強力な抵抗力があります。そのため、体の健康状態が良好であれば、細菌を寄せつけません。しかし、体の抵抗力が弱まると口腔の抵抗力も弱まり、歯みがきをしていても歯肉炎が起こりやすくなります。

痔

症状対処法

肛門や肛門周辺の病気。便通をよくすることが大事

痔にも種類があり、主に痔核（いぼ痔）や裂肛（切れ痔）、痔ろう（あな痔）の３種類。いずれの場合も予防や改善には、便通の改善が大切です。１２４－１２７ページ「便秘」や１２８－１３１ページ「下痢」を参照して、改善しましょう。

肛門周囲のうっ血が症状を悪化させるので、血行をよくする座浴やアロマバスが有効です。また、精油を使った軟こうを塗布するのも効果があります。いずれも精油は、うっ血を改善するサイプレスや、血行を促進するジュニパーなどが有効です。

肛門のうっ血を防ぐ座浴

材料

サイプレス精油 ……………… 1滴

方法

大きめの洗面器にお湯を入れ、精油を落としてよく混ぜて、おしりをつけます。

point

全身をつけるアロマバスでもかまいません。精油成分を皮膚から吸収させるために、入浴後にシャワーを浴びないようにしましょう。

治りが早くなる塗布

材料

ジュニパー精油 ……………… 1滴
みつろう ……………………… 約20g

方法

みつろうを湯せんなどで溶かし、少し冷めたら精油を加えて混ぜ、肛門に塗る。

point

精油は揮発しやすいので、なるべくそのつど作りましょう。みつろうの代わりに、シアバターを使ってもOK。キャリアオイルでもよいですが、保護効果はやや劣ります。

膀胱炎

症状　繰り返しやすく、女性に多い泌尿器疾患

残尿感があったり、排尿時に痛みを伴ったりする膀胱炎《ぼうこうえん》。大腸菌などの細菌に感染して起こり、尿意を我慢したり、抵抗力や免疫力が低下すると発症しやすくなります。女性のほうが発症しやすいのは、男性より尿道が短く、外部の細菌が侵入しやすいからです。

また、加齢による萎縮性の外陰炎が起きているときは、細菌への抵抗力が低下しているため、尿道炎や膀胱炎が起きやすくなります。こういった細菌性の膀胱炎には、抗生物質による治療が必要です。まずは受診しましょう。

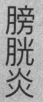

対処法

尿を大量に出して菌を追い出す

膀胱炎は、膀胱や尿道の雑菌を追い出すことが肝心。症状が軽い場合は水分を多めにとり、こまめにトイレに行くと改善がのぞめる場合も。ハーブは尿量を増やし、利尿作用があるネトルやタンポポが有効です。カフェインにも利尿作用がありますが、膀胱への刺激があり、残尿感を感じやすくなってしまうので、避けましょう。また、抗菌作用のあるクランベリーには、菌が尿路に付着するのを予防する効果があります。膀胱炎をくり返す人はクランベリーのサプリメントを続けてみるとよいでしょう。

大腸菌は耐性化しやすい

膀胱炎の原因菌でもっとも多いのは、大腸菌。細菌感染なので抗生物質が効きますが、大腸菌は耐性化（抵抗力をもつこと）しやすいので、頻繁に服用すると耐性化を助長して、かえって治療を難しくしてしまうこともあります。薬に頼りすぎないためにも、ハーブによるセルフケアが重要です。

お風呂上がりに行う外陰部の洗浄

材料

ティートリー精油 ……………… 1滴

方法

入浴後、洗面器にお湯を入れて精油を落とし、それを外陰部にかける。

point

洗面器にお湯を張って行う、座浴でもかまいません。

トイレに行く回数を増やすハーブティー

材料（1人分）

タンポポ ……………………… 1つまみ

方法

ティーポットにハーブを入れてお湯を注ぎ、ふたをして3分程度蒸らす。

point

たくさん尿を出す習慣は、膀胱炎の予防になります。ハーブティーをたっぷり飲み、尿量を増やしましょう。

膀胱炎の再発を防ぐ 毎日のアロマバス

材料

ティートリー精油 ……………… 2滴
ラベンダー精油 ………………… 1滴

方法

精油を湯ぶねに入れてよく混ぜ、入浴する。

point

皮膚の善玉菌を維持することも大切なので、毎日の入浴は欠かさずに。抗菌作用のあるティートリーと、抗菌、鎮静作用のあるラベンダーでリラックスを。

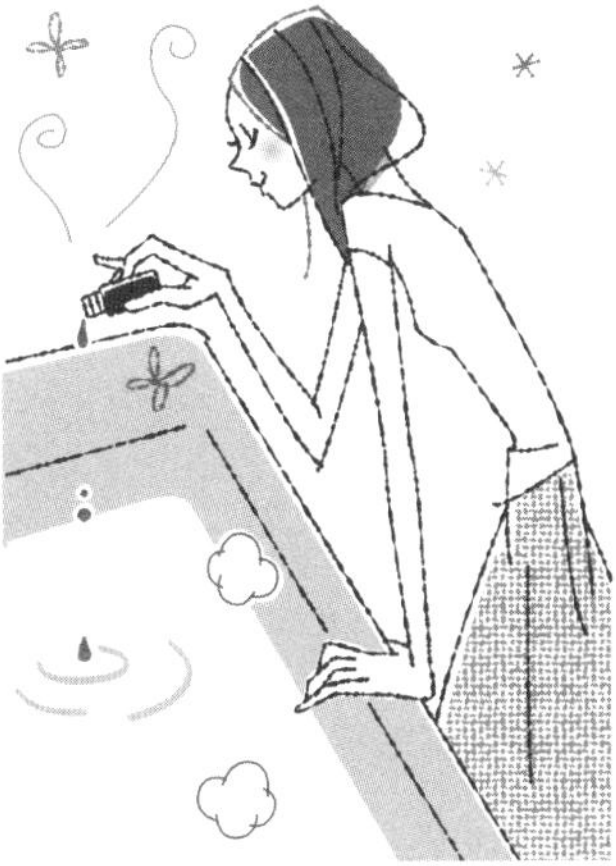

アレルギー症状

不快なアレルギー症状やそれによるイライラに、精油やハーブを。

免疫の過剰反応が原因で起こるアレルギー

日本人の約半数は花粉症やアトピー性皮膚炎、喘息など、何らかのアレルギーがあるといわれています。その要因として考えられているのは、欧米化した食生活や環境の変化、あまりにいき過ぎた清潔志向、過度のストレスなどさまざまです。

もともと人間には、体内に異物が侵入した場合、それを排除しようとする免疫システムが備わっています。しかし、その免疫システムが何らかの原因で過剰に働くと、ヒスタミンなどの生理活性物質が放出され、本来は人体に無害な異物に対しても攻撃してしまうことがあります。これが「アレルギー」といわれる反応です。

アレルギーのもととなるものを「アレルゲン」といいますが、食べ物や花粉、ほこりなどさまざま。そして、どの物質がアレルゲンになるかは人によって異なります。

免疫システムを正常な状態に戻すためには、治療とともに長期間にわたる生活習慣の改善が重要です。特に睡眠不足はさまざまな不調の原因になるので、睡眠の質を高める精油やハーブを取り入れて、日頃から十分な休息を取ることを心がけましょう（196－201ページ参照）。

突然発症する花粉症

アレルギーの代表ともいえるスギ花粉症は、突然発症することがあり、その多くは花粉が大量に飛散した年に起こります。それは、2～3シーズンかけてアレルゲンに対する免疫反応が高まってきたため。しかし、同じ地域に10年以上住み続けている場合は、突然発症することはまれです。

対処法　ストレスは大敵！　精油やハーブでリラックスを

アレルゲンが特定できている場合は、それを避けることが症状緩和につながります。しかし、アレルゲンが多数あるケースなど、避けられない場合も多く、症状を軽減させる治療が中心になります。

アレルギーの薬を服用している場合も、抗アレルギー作用や抗炎症作用があったり、かゆみや鼻炎などの症状を緩和したりする精油やハーブを併用してもかまいません。さらに、不快なアレルギー症状が長期間続くとストレスがたまり、免疫系に影響してアレルギー症状が悪化するという悪循環に陥りがちです。そのため、アレルギーが重い人は、日頃からリラックス効果のある精油やハーブでメンタルケアをすることも大切なのです。

「アレルギー症状」に効く主な精油・ハーブ

❋喘息に効く

精油　カモミール・ジャーマン、ティートリー、フランキンセンス、ユーカリ・グロブルス、ラベンダー

ハーブ　カモミール・ジャーマン、タイム、チャ

❋花粉症に効く

精油　ティートリー、ペパーミント、ユーカリ・グロブルス

ハーブ　エキナセア、エルダー、シソ、ネトル、フラックス、ペパーミント、レモンバーベナ

❋アトピー性皮膚炎に効く

精油　カモミール・ジャーマン、ティートリー、フランキンセンス、ラベンダー、レモンバーム

ハーブ　エルダー、カモミール・ジャーマン、カレンデュラ、タンポポ、ネトル、リコリス

喘息

症状

喘鳴やせきの発作を繰り返す喘息

喘息《ぜんそく》は、気管支や肺の気道部分に、慢性的な炎症が見られる病気。発作的に気管支が収縮し、激しいせきや喘鳴《ぜんめい》、呼吸困難などが繰り返し起こります。

喘息の発作は、アレルゲンが体内に入ったことによるアレルギー反応で起こるほか、風邪、気圧や気温の変化、運動なども引き金になります。発作を防ぐには、病状に応じた治療を受けることが重要。そのうえで、自分の免疫システムを正常化する、ストレスや睡眠不足を解消するセルフケアが役立ちます。

対処法

去痰作用や鎮咳作用のある精油の塗布を

喘息の激しい発作が起こると、日常生活を送るのも困難になります。そのため、薬による治療は不可欠ですが、精油やハーブによるセルフケアを加えれば、より症状の緩和が期待できます。

ストレスは免疫系に悪影響を与え、喘息の症状を悪化させるので、普段からストレスをためないようにすることも重要。アロマセラピーやハーブティーを利用して、リラックスできる時間を意識的に作りましょう。その際は、作用などはあまり気にせず、自分がいちばんリラックスできると感じる精油やハーブを選ぶのがよいでしょう。

喘息発作時のうがいはNG！

喘息の発作時は気道の過敏性が高まっているので、上を向くだけで刺激になり、せきこんでしまいます。そのため、発作が起きているときのうがいは避けたほうがよいでしょう。のどを潤すためには飲み物を飲んだり、飴をなめたりするのが、最善の策といえます。

精油で有効なのは、去痰作用のあるユーカリ・グロブルスです。蒸気吸入は呼吸器系のセルフケアに適していますが、喘息の場合はむせてしまう可能性があるので、避けたほうが無難。キャリアオイルで希釈して、デコルテに塗布すると、発作の緩和になります。

また、喘息の発作時にはカモミールティーでたっぷり水分補給をしましょう。カモミール・ジャーマンは粘膜保護作用でのどを潤したり、鎮痛作用で咳を和らげたりしてくれます。さらに鎮静作用にも優れているため、不快症状によるストレスも緩和。特に子どもは発作によって強い不安や緊張を覚えるので、カモミールティーで落ち着かせてあげましょう。大人は、気管支を拡張する作用のある成分を含む緑茶や紅茶で水分補給するのも有効です。

発作のストレスを解消する アロマバス

材料

ラベンダー精油 ………… 1～3滴
天然塩 ……………………ひとつかみ

方法

天然塩に精油を入れてよく混ぜ、湯ぶねに入れてよく混ぜて入浴する。

point

発作で筋肉もこっています。ゆっくりと香りを吸入し、心身の緊張をほぐしましょう。使用する精油は、リラックス効果の高いものを。ラベンダーにこだわらず、自分が好きな香りのものを選ぶとよいでしょう。

せきやのどの不快感を 緩和させる塗布

材料

ユーカリ・グロブルス精油…2滴
スイートアーモンドオイル… 10mℓ

方法

キャリアオイルに精油を混ぜて、オイルを作る。手に取ってデコルテに塗る。

point

保存容器に入れれば、携帯できます。1日2～3回程度塗りましょう。去痰作用に優れているユーカリ・グロブルスには、リフレッシュ効果もあります。

アレルギー症状

花粉症

症状

不眠や集中力の低下も引き起こす花粉症

スギやヒノキ、ブタクサ、イネなど、花粉症のアレルゲンとなる植物は多くありますが、日本人に圧倒的に多いのはスギが原因の花粉症。症状としては、くしゃみ、鼻水、目のかゆみなどが代表的です。これらの症状が原因で熟睡できなくなったり、集中力が落ちたり、だるさを感じたり、熱っぽくなったりすることもあり、日常生活に支障をきたします。

花粉症はアレルゲンとなる花粉が飛散する時期に発症するので、アレルゲンが特定できていたら、その時期が来る前に対処を。

対処法

症状を緩和させる セルフケアを習慣に

花粉症の症状を引き起こしているのは、ヒスタミンなどの生理活性物質。そのため、薬による治療では抗ヒスタミン剤や、ヒスタミンの遊離を防ぐ抗アレルギー剤が使われます。特効薬となる精油やハーブはありませんが、つらい症状の緩和には有効です。

鼻づまりを和らげたいときには、清涼感があるペパーミントやユーカリ・グロブルスの精油が効果的。温湿布を鼻にのせるとすっきりします。また、ペパーミントティーを飲むのも、鼻づまりの解消になります。

アレルギー性鼻炎や結膜炎が起こっているときは、鼻腔や目の粘膜の血管が拡張しています。粘膜の血管が拡

植物にも含まれているヒスタミン

生のネトルの葉にはとげがあり、触ると痛がゆくなります。これは、とげにアレルギー症状の原因物質であるヒスタミンが含まれているから。しかし、ハーブティーとして飲んでもアレルギー症状が出ることはなく、花粉症の症状を緩和するといわれています。

がると、水分がしみ出して鼻水が出たり、粘膜がむくんで鼻づまりになったりするのです。この粘膜のむくみをとる効果があるハーブがネトル。花粉が飛散する前からハーブティーとして飲むとよいでしょう。のどや鼻の不快感を和らげる、ペパーミントやレモンバーベナをブレンドすると飲みやすく、相乗効果も期待できます。

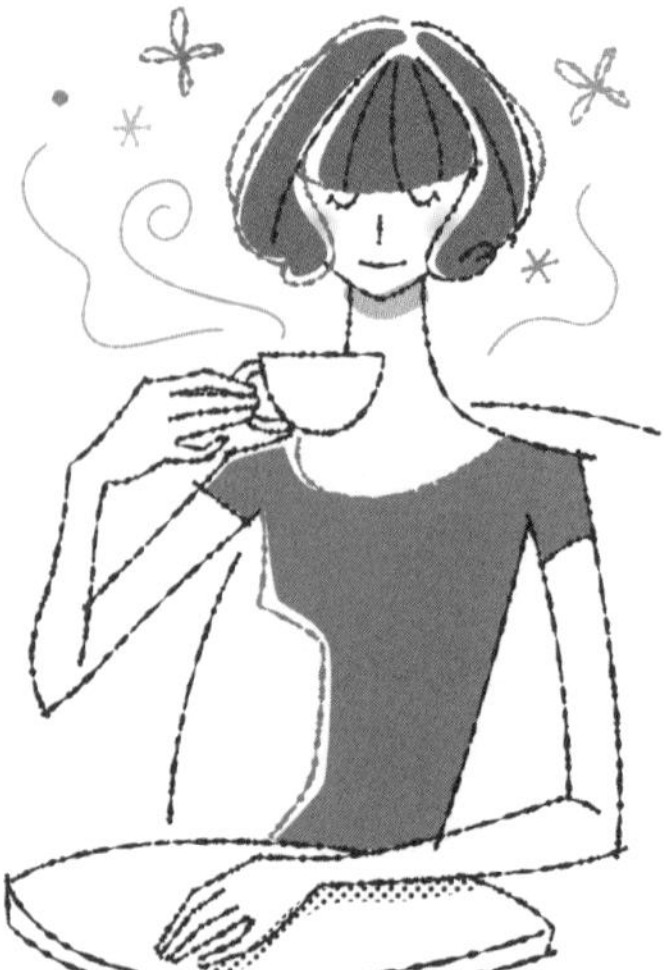

花粉症の鼻づまりを解消する温湿布

材料

ペパーミント精油	2滴

方法

洗面器などに適温のお湯を張り、精油を落としてよく混ぜ、タオルや布に含ませる。よく水けをしぼったら、しばらく鼻の上にのせる。

point

温湿布は目を閉じて行いましょう。精油はユーカリ・グロブルスでもかまいません。キャリアオイルで希釈してオイルを作り、デコルテに塗布するのも効果的です。

粘膜のむくみを和らげるハーブティー

材料（１人分）

ネトル	1/2つまみ
ペパーミント	1/2つまみ

方法

ティーポットにハーブを入れてお湯を注ぎ、ふたをして3分程度蒸らす。

point

飲むときは蒸気を吸入しながら飲むと、鼻がすっきりします。味が苦手な場合は、レモンバーベナをブレンドすると飲みやすくなります。

アレルギー症状

アトピー性皮膚炎

症状　成人以降の発症も多く、強いかゆみがストレスに

　皮膚に赤い発疹ができ、強いかゆみを伴うアトピー性皮膚炎。乳幼児期に始まることが多く、食物アレルギーが原因の場合、多くは1歳までに発症します。しかしもっとも多いのは、1歳以降に発症する乾燥肌が原因のもの。皮膚には刺激から体を守るバリア機能がありますが、1歳以降は肌が乾燥しやすいため、皮脂の分泌量が少ないとバリア機能が低下してしまうため、アトピー性皮膚炎になりやすいのです。

　成長とともに改善する例もありますが、成人になって再発したり、新たに発症す

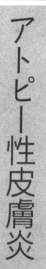

るケースもあります。症状を悪化させる要因として考えられるのは、ストレスや疲労。緊張時は血流が悪くなるため、皮膚の乾燥が悪化したり、皮膚炎が起きたときの修復機能が悪くなったりするのです。さらに強いかゆみは、相当のストレスになるため、悪循環に陥りがち。そのため、セルフケアではストレス緩和が重要です。そこで役立つのが、リラックス効果と抗炎症作用をあわせもつ精油やハーブ。精油であればラベンダー、ハーブであればカモミール・ジャーマンが代表的です。これらには同時に安眠効果もあるので、かゆみが原因で眠れないときにも効果を発揮します。

アトピー性皮膚炎の人の入浴法

アトピー性皮膚炎の場合、皮膚を潤すためにも入浴は重要。しかし、入浴後はかゆみが増すため、なかなか気が進まないものです。そんなときは、抗炎症効果のあるカモミール・ジャーマンやカレンデュラのハーブを煮出した液をプラスして。精油やハーブを加えることで、お湯による皮膚刺激も減少します。

対処法

症状がひどくなければ精油を使用したケアを

アトピー性皮膚炎では、皮膚に悪玉の黄色ブドウ球菌が増えて悪化することがあるため、悪玉菌を抑えて皮膚の免疫状態を改善する抗菌作用のあるティートリーやラベンダーの精油が役立ちます。乾燥がひどいときは皮膚の保護作用が強いホホバオイル、かゆみが強いときは炎症を鎮める効果があるグレープシードオイルを使い、オイルを作ります。塗り薬を使う場合は、薬を塗った上からオイルを塗ると、保湿効果がアップ。ただし、薬の吸収が変わることもあるので、主治医に相談を。

皮膚炎がひどいときや、人によっては、精油が刺激になって悪化することも。皮膚炎のないところでパッチテストをして、ようすをみてから行いましょう。

かゆみを和らげるアロマバス

材料

ラベンダー精油	1滴
カモミール・ジャーマン精油	1滴
天然塩	ひとつかみ

方法

天然塩に精油を入れてよく混ぜ、湯ぶねに入れてよく混ぜて入浴する。

point

ゆっくりと香りを吸入し、リラックスしましょう。また、精油は一種類でもかまいません。ほかの精油を使用するときは、皮膚刺激の少ないものを選んで。皮膚の状態が悪いときは、精油の使用をやめましょう。

肌を保湿し、かゆみを抑えるアロマトリートメント

材料

ティートリー精油	1滴
ホホバオイル	10mℓ

方法

キャリアオイルに精油を混ぜて、トリートメントオイルを作る。かゆみや乾燥が気になるところに塗り、やさしくさする。

point

入浴をして、肌が潤ってから行いましょう。精油はラベンダーでもよいでしょう。かゆみが強く、皮膚の乾燥が軽い場合は、ホホバオイルの代わりにグレープシードオイルを。必ず事前にパッチテストを行い、皮膚の状態が悪いときは使用をやめましょう。

生活習慣病

悪い生活習慣を変えたいとき、精油やハーブのサポートが役立ちます。

「ムキにならず、開き直らず」がセルフケアのコツ

がんや脳卒中、心臓病、糖尿病、脂質異常症、肥満などは生活習慣病と呼ばれ、日本人の死因の約３分の２は生活習慣病だといわれています。日々の不摂生も原因のひとつではありますが、何より大きな原因は加齢。

例えば閉経後に女性のＬＤＬコレステロール値が上がるのは、加齢による女性ホルモンの減少が原因で、生活習慣や食事内容に関係なく起こります。この場合、極端に厳しい食事制限などをして数値を下げようとムキになるのは逆効果。このような精神状態では交感神経が緊張して、狭心症発作などのリスクが高まってしまいま

す。だからといって「もう年だから仕方ない」と開き直って対処を怠れば、数値はますます上昇し、ほかの生活習慣病も併発しかねません。

加齢を食い止めることはできません。しかし、うまく折り合いをつける方法を覚えれば、健康を維持できます。生活習慣病のセルフケアでは、ムキになって加齢による不調をコントロールしようとしたり、逆に開き直って不摂生な生活を送ったりせず、長く続けることが大切です。生活習慣病による不調と向き合うためのサポートとして、精油やハーブをじょうずに取り入れていきましょう。

ストレスは生活習慣病を誘発する

ストレスがたまると、質のよい睡眠がとれなくなったり、暴飲暴食や喫煙にはしりがち。これらはすべて、生活習慣病の悪化原因となります。精油やハーブをストレスケアに役立てましょう。さらに、ハーブの抗酸化作用が細胞の老化を防ぎ、生活習慣病の予防につながります。

精油やハーブで乱れた生活習慣をサポート

生活習慣病を予防するには、睡眠時間の確保、食生活の見直し、適度な運動などが大切です。しかし、「仕事が忙しくて夕食も遅く、慢性的に睡眠不足」という人も多いでしょう。もちろん生活を改善するにこしたことはありませんが、難しいときは、精油やハーブの力を借りて。安眠効果のあるものや、食欲のコントロールに役立つものなどを取り入れて、健康を維持するセルフケアを行いましょう。

また、たばこはさまざまな生活習慣病の引き金になるので、精油やハーブを役立てて禁煙しましょう。過度のアルコールやカフェインの摂取も問題です。お酒やコーヒーの代わりにハーブティーを飲むだけで、体調がよくなるでしょう。

「生活習慣病」に効く主な精油・ハーブ

❋ダイエットのサポートに

精油 グレープフルーツ、サイプレス、ジュニパー、ブラックペッパー、ローズマリー・ベルベノン

ハーブ サイリウム、タンポポ、ネトル、フラックス

❋高血圧によい

精油 イランイラン、カモミール・ローマン、クラリセージ、サンダルウッド、シダーウッド・アトラス、フランキンセンス、ラベンダー

ハーブ クランベリー、チャ、ニンニク、パッションフラワー、ビルベリー、ヤロウ、リンデン、レモンバーム

❋脂肪肝によい

ハーブ アーティチョーク、ウコン、タンポポ、ミルクシスル、リコリス

生活
習慣病

太りすぎ

症状

太りすぎは高血圧、糖尿病、高脂血症の危険因子

高血圧、糖尿病、高脂血症などの危険因子となり、「生活習慣病の元」といわれる肥満。日本人の基準ではＢＭＩ値［体重（kg）÷身長（m）÷身長（m）］が25以上の場合、肥満にあたります。皮下脂肪は落ちにくいものの、実害はあまりありませんが、メタボリック症候群の元になる内臓脂肪はつきやすく、落ちやすいのが特徴です。

肥満の主な原因は、食べ過ぎ。加齢による基礎代謝の低下、運動不足も一因です。食事療法、運動療法の補助として、精油やハーブを役立てましょう。

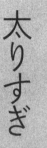

対処法

つらいダイエットの精神面をサポート

「ダイエット＝肉はダメ」と思いがちですが、タンパク質はきちんととったほうが基礎代謝が落ちず、やせやすくなります。まず、アルコールや菓子類を減らして。特に、女性には炭水化物をとり過ぎる人も多いので、食べ過ぎに注意しましょう。

過度の食事制限でストレスがたまり、反動で過食にはしるのは最悪のパターン。ダイエットの成功には、精神状態の安定がカギなので、リラックス効果のある精油やハーブを精神面のサポートとして役立てましょう。

長期的なダイエットなら、失敗が少ない

時間をかけて体重を落とせば、リバウンドしにくくなります。「食事と運動を合わせて１日にマイナス200kcaℓ」を毎日実行すれば、１年間で４～５kg減る計算になります。100kcaℓはごはんなら半膳分、または30分の早歩きに相当。これなら難しくないはずです。

対処法

代謝をよくする精油やハーブを

精神面でのサポートとは別に、やせやすい体作りに役立つ精油やハーブもあります。

精油では、ダイエットをサポートすると言われるグレープフルーツやブラックペッパーが有名です。むくみで体重が増えやすいという人は、余分な水分を排出する作用があるジュニパーやサイプレスなどが、効果を発揮してくれます。これらの精油を使用してトリートメントをすれば、リフレッシュ効果も期待できます。また、ネトルやタンポポなど、むくみ解消に効果的なハーブティーを、習慣的に飲むのもよいでしょう。

便秘もダイエットの天敵なので、便秘がちの人は１２４－１２７ページ「便秘」の項目を参照して、排便をコントロールしてください。

代謝を促進するアロマトリートメント

材料

グレープフルーツ精油 ……… 2滴
スイートアーモンドオイル…… 10mℓ

方法

キャリアオイルに精油を混ぜて、トリートメントオイルを作る。手に取り、おなかや足などに塗り、やさしくもみほぐす。

point

入浴をして、血行をよくしてから行うと効果的。グレープフルーツには、空腹感を満たす効果があるともいわれています。

むくみやすい人のアロマトリートメント

材料

サイプレス精油 ……………… 2滴
スイートアーモンドオイル…… 10mℓ

方法

キャリアオイルに精油を混ぜて、トリートメントオイルを作る。手に取り、おなかや足など、むくみが気になるところに塗り、やさしくもみほぐす。

point

入浴をして、血行をよくしてから行うと効果的。ダイエットのイライラを解消したいときは、鎮静作用のあるラベンダーなどをブレンドして。サイプレスの代わりにジュニパーを使用しても。

生活
習慣病

高血圧

症状

自覚症状がない高血圧。ストレスで血圧は上昇する

自宅で安静時に自分で測った血圧が収縮期血圧（上の血圧）１３５以上、拡張期血圧（下の血圧）85以上が続く状態を高血圧症といいます。多くは加齢による「本能性高血圧症」ですが、高血圧はストレスや遺伝、生活習慣と強い関わりがあります。

高血圧症は40代から増える生活習慣病のひとつで、自覚症状はほとんどないのも特徴。薬物療法や塩分制限などの食事療法が代表的な治療方法です。また、ストレスは血圧を急上昇させるので、精油やハーブで精神状態の安定をはかりましょう。

対処法

リラックス作用があり、血圧上昇を防ぐものが有効

緊張によって血圧が上がる人には、鎮静作用に優れたラベンダーやカモミール・ローマン、クラリセージ、イランイランの精油が役立ちます。イライラしやすい人はフランキンセンスやサンダルウッド、森林浴のような気分が味わえる針葉樹系の精油を。芳香浴やアロマバスはもちろん、心身をリラックスさせるアロマトリートメントがおすすめです。

ハーブでは末梢血管を拡張させるリンデンやヤロウ、緊張による血圧上昇を防ぐレモンバームやパッションフラワーが役立ちます。

生活に支障がなければ、低血圧は問題なし

血圧が基準値を下回っていても、不調を感じなければ問題ありません。むしろ交感神経の過剰反応が少ないということなので、心臓病や脳卒中が起こりにくい体質といえます。しかし朝の目覚めが悪く、なかなか活動できない人は、132－133ページ「起立性調節障害」のケアを行いましょう。

血圧の急上昇を防ぐアロマトリートメント

材料

ラベンダー精油……1滴
クラリセージ精油……1滴
スイートアーモンドオイル……10mℓ

方法

キャリアオイルに精油を混ぜて、トリートメントオイルを作る。手に取り首や肩に塗り、やさしくもみほぐす。

point

緊張しそうなときは、事前にトリートメントで心身をほぐして。頭痛がする場合も、痛みを和らげてくれます。

イライラして血圧が上昇しそうなときの吸入

材料

カモミール・ローマン精油……1滴

方法

ハンカチやティッシュに精油を落とし、顔の前で振って吸入する。

point

香りが強いと頭が痛くなる場合があるので、精油は少なめに。もちろん、びんのふたを取って、少し離してかいでもかまいません。カモミール・ローマンの香りが苦手なら、自分が好きな香りを選びましょう。

1日の緊張をほぐす アロマバス

材料

シダーウッド・アトラス精油 ……… 3滴
天然塩 ……………………… ひとつかみ

方法

天然塩に精油を入れてよく混ぜ、湯ぶねに入れてよく溶かして入浴する。

point

天然塩と精油を混ぜ合わせておくと、精油が揮発しにくくなります。ゆっくりと香りを吸いこむと、森林浴をしているようにリラックスできます。

血圧を安定させる ハーブティー

材料（1人分）

リンデン ……………… 1/2つまみ
レモンバーム ………… 1/2つまみ

方法

ティーポットにハーブを入れてお湯を注ぎ、ふたをして3分程度蒸らす。

point

高血圧の人は、カフェイン飲料をなるべくとらないほうがよいので、コーヒーの代わりにハーブティーを飲むことを習慣にしましょう。

生活習慣病

肝機能の障害

症状

脂肪肝は生活習慣病。お酒や糖分はほどほどに

肝臓は栄養素の代謝や、有害物質の解毒を行う臓器。「沈黙の臓器」ともいわれ、障害があっても自覚症状がまずないのも特徴です。急性肝炎の場合は急にだるくなったり、黄疸が出ることがあります。

肝機能障害には、脂肪肝や肝炎、肝硬変などがあります。ウイルスや免疫の異常による肝炎は本人のせいではありませんが、もっとも多いアルコール性および、非アルコール性の脂肪肝は生活習慣病です。お酒は適量を守り、糖分のとり過ぎを控えましょう。

対処法

肝臓によいとされる リコリスなどのハーブ

肝臓の保護によいとされるハーブは、リコリス。主成分のグリチルリチン酸は、肝機能障害に使用される薬や注射剤と同様の成分で、弱った肝臓の働きをサポートします。ただし、リコリスは長期にわたって大量にとると害が出るので、摂取量に注意が必要です。

ほかに、肝臓の保護作用があるといわれる成分は、ミルクシスルに含まれるシリマリンや、アーティチョークに含まれるサイナリン。主に濃縮製剤として流通しており、ヨーロッパでは肝臓の保護剤とされています。

ウコンを飲み過ぎの「免罪符」にしない！

ウコンには、肝保護作用のあるクルクミンという成分が含まれているため、二日酔いに効くとされています。ウコンを飲むと二日酔いが軽くなることがありますが、生活習慣病を予防するには、酒量を減らさなければ意味がありません。ウコンを免罪符にして、飲み過ぎないように。

対処法

寝酒の代わりにハーブティーを習慣に

脂肪肝とは、肝臓に中性脂肪が過剰に蓄積した状態のこと。その原因は主に、肥満、糖尿病、アルコールや糖分の過剰摂取です。１６４－１６７ページ「太りすぎ」の項目を参照してダイエットをするとともに、食生活も見直しましょう。

「お酒を飲まないと眠れない」という理由で寝る前に飲酒をする人も多いのですが、実は眠りが浅くなり、２～３時間で目が覚めやすく、質のよい睡眠がとれていません。これでは疲れはたまるいっぽう。安眠を促したり、疲れをとったりする精油やハーブはたくさんあるので（１９６－２０１ページ参照）、ハーブティーを飲んだり、安眠を促す芳香浴をして、寝酒の習慣を見直しましょう。

寝酒代わりのハーブティー

材料（1人分）

カモミール・ジャーマン……1つまみ
リコリス……少々

方法

ティーポットにハーブを入れてお湯を注ぎ、ふたをして3分程度蒸らす。

point

カモミール・ジャーマンは安眠効果があるので、お酒を飲まないと眠れないという人にぴったり。肝機能をサポートするリコリスは甘みが強いので、ダイエット中で甘いものを控えている人にもおすすめです。

肝機能を強化するハーブティー

材料（1人分）

アーティチョーク……1/2つまみ
カモミール・ジャーマン……1/2つまみ

方法

ティーポットにハーブを入れてお湯を注ぎ、ふたをして3分程度蒸らす。

point

肝機能を保護するとされるアーティチョークですが、苦味があるため、カモミール・ジャーマンなどとブレンドすると飲みやすくなります。

生活習慣病

たばこの依存

症状対処法

吸いたくなったら、アロマセラピーでリラックス

「百害あって一利なし」といわれるたばこ。喫煙によって生活習慣病のリスクは跳ね上がり、がんをはじめ、さまざまな病気を引き起こします。若い女性の喫煙は、胎児の発育不全や不妊を引き起こす原因にもなるのです。さらに美容の大敵でもあり、早く老け顔になってしまいます。

また、副流煙は他人の健康をも害しますので、自分のためにも家族のためにも、禁煙に踏み切りたいものです。最近は「禁煙外来」もあるので、依存度が高い人は受診をすると、禁煙の成功率が高まるでしょう。

禁煙中に、吸いたくなったら精油の香りを短時間吸入し、気分転換をはかって。ホッとしたいならラベンダー、頭をクリアにして集中したいならペパーミント、レモン、シダーウッド・アトラス、ブラックペッパーなどがおすすめです。

たばこ代わりの精油の吸入

材料

ペパーミント精油……………… 1滴

方法

たばこが吸いたくなったら、ハンカチやティッシュに精油を落とし、顔の前で振って吸入する。びんのふたを取って、少し離してかいでもかまいません。

禁煙をサポートするハーブティー

「コーヒーを飲むと喫煙したくなってしまう……」という人は、禁煙が成功するまで、コーヒーも控えましょう。その代わりにおすすめなのが、リフレッシュ系のハーブティー。ペパーミントやレモングラス、疲労時にはハイビスカスやローズヒップもおすすめです。

メンタルの不調

心の疲れはためこまないことが大切。精油やハーブで日々の心のケアを。

ささいなストレスでも侮らず、こまめに解消を

ストレス＝精神的ストレスを思い浮かべますが、私たちの生活には、さまざまなストレスがあります（左記の表を参照）。生きている限りこれらから逃れることはできないので、じょうずに付き合うしかありません。

ストレスが悪者扱いされるのは、自律神経系とホルモン系に負荷をかけるから。ストレスを強く感じたり、弱くても長引いたりすると体の調節がうまくいかず、恒常性が維持できなくなるのです。すると血圧の異常や胃炎といった体の不調にとどまらず、風邪や口内炎を繰り返すなどの免疫系の異常、さらにメンタル面のさまざ

まなトラブルが起こります。こういった不調を防ぐためにも、小さなストレスをためないことが大切。精油やハーブが、そのいったんを担ってくれます。

ストレスの種類

物理的ストレス（環境ストレス）
騒音、温度、振動、光、紫外線など

化学的ストレス
食品添加物、たばこ、排気ガス、薬物など

生物学的ストレス
細菌、ウイルス、自己免疫反応、老化など

社会的ストレス
仕事、家庭環境、情報過多など

心理的ストレス
不安、抑うつ、怒り、人間関係の問題など

ストレスにはよい面もある！

ストレス＝悪者と思われがちですが、常に悪影響を及ぼすとは限りません。例えば新しいことに挑むときはストレスを伴いますが、それは意欲や目標にもなります。このように、ストレスをプラスに作用させれば、生活のよい刺激や成長のバネになるのです。

日々のストレスを解消する精油やハーブの活かし方

運動や旅行、カラオケなど、さまざまなストレスの解消法がありますが、忙しくてなかなかうまい発散方法が見当たらない人も多いでしょう。そんなときこそ、精油やハーブの出番。日々の生活の中に、簡単に取り入れることができます。寝る前にリラックスできるハーブティーを飲んだり、入浴時に好きな香りのアロマバスを楽しんだり……。自分が心地がよいと感じる方法を見つけられれば、手軽にストレスを緩和でき、心身の健康維持に役立てられるのです。

ホッとしたいのか、気持ちを高めたいのか、高ぶった心を鎮めたいのかによって精油やハーブを選ぶとよいでしょう（左記参照）。「自分が好きなもの」というのが大前提です。

「メンタルの不調」に効く主な精油・ハーブ

精油やハーブにはリラックス効果やリフレッシュ効果がありますが、どのようにリラックスしたりリフレッシュしたりしたいかによって、精油やハーブを選べばより効果的。自分の心の状態に合わせて選びましょう。

❋優しい気持ちになりたい、ホッとしたいときに

精油 オレンジ・スイート、カモミール・ローマン、ゼラニウム、ラベンダー、ローズウッド

ハーブ カモミール・ジャーマン、レモンバーベナ

❋気持ちを引き立てたい、高揚感を得たいときに

精油 イランイラン、ジャスミン、ネロリ、ローズ

ハーブ レモンバーム、ローズ、ローズマリー

❋高ぶった心を落ち着かせたいときに

精油 フランキンセンス、サンダルウッド、シダーウッド・アトラス

ハーブ リンデン、パッションフラワー

メンタルの不調

不安、緊張

症状対処法

精油やハーブで日頃のリラックス度を高める

不安や緊張が高まると、動悸や息苦しさ、吐き気などをおぼえることがあります。改善するには一時的な対処だけでなく、日頃のリラックス度を上げることも大切。日常的にリラックス効果の高いカモミール・ジャーマン、パッションフラワー、リンデンや、弱い抗うつ作用のあるレモンバームなどのハーブティーを飲むと、症状緩和に役立ちます。一時的な緊張には、精油の吸入を。気付けとなるようなローズマリー・シネオール、鎮静作用の高いラベンダーなどがおすすめです。

緊張感が高まったときのスプレー

材料

ラベンダー精油	10滴
無水エタノール	10mℓ
精製水	40mℓ
保存容器(スプレータイプ)	

方法

保存容器に精油とエタノールを入れて混ぜ、精製水を加えて混ぜる。

point

緊張がピークに達したら、スプレーをひとふきしましょう。使用する前は、そのつどよく振って。ただし、人に向けて散布しないように注意しましょう。精油の吸入をするだけでもかまいません。

緊張しやすい人のハーブティー

材料(1人分)

リンデン	1/2つまみ
レモンバーム	1/2つまみ

方法

ティーポットにハーブを入れてお湯を注ぎ、ふたをして3分程度蒸らす。

point

緊張しやすい人は、ハーブティーを毎日の習慣にしましょう。ハーブティーの香りをかぐことで、芳香浴の効果もあります。

メンタルの不調

イライラする

症状対処法

心に落ち着きと余裕を与えるセルフケアを

物事が思うように運ばないときは、焦って神経が高ぶり、怒りっぽくなります。こんなときは、鎮静作用のある精油やハーブでささくれ立った心をなだめて。精油は昔から宗教儀式にも用いられてきたフランキンセンスやサンダルウッドの香りが、心を落ち着かせてくれます。気分転換をしたいときは、サイプレスなどの針葉樹系の香りが、森林浴のようなリラックス感をもたらしてくれるでしょう。ハーブティーであれば、リンデンが高ぶった気持ちを鎮めてくれます。

イライラをリセットする アロマバス

材料

サイプレス精油 ……………… 3滴

方法

精油を湯ぶねに入れてよく混ぜ、入浴する。

point

イライラしてこり固まった筋肉の緊張をほぐすには、アロマバスがおすすめ。精油を湯ぶねに入れるだけなので、手間がかからないのも、ストレスをためないポイントです。ゆっくりと香りを吸入しましょう。

イライラしやすい人の ハーブティー

材料（1人分）

リンデン ……………… 1/2つまみ
レモンバーム ………… 1/2つまみ

方法

ティーポットにハーブを入れてお湯を注ぎ、ふたをして3分程度蒸らす。

point

イライラしやすいという自覚がある人は、毎日ハーブティーを飲むといいでしょう。香りを楽しむことも大切です。

メンタルの不調

倦怠感がある

症状対処法

セルフケアで心の疲れを癒し、自分を励ます

やる気が出ない、なんとなくだるい……。疲労やストレスが蓄積すると、憂うつな気分が続き、無気力になります。そんなときは、無理にエネルギーを絞り出そうとせず、まずはゆっくり休息をとることが大切です。

こういうときは、自分へのごほうびとしてちょっとぜいたくにローズやネロリ、ジャスミンなどの精油を使用して。心を落ち着かせつつ、気分を高めてくれる効果があります。イランイランでもよいでしょう。部屋に好きな香りを満たし、休息をはかってください。

心を落ち着かせ、高揚感を高める芳香浴

材料

ローズ精油 …………………… 2滴

方法

アロマポットなどに精油を落とし、香りを部屋に漂わせる。

point

ローズの精油は高価なので、ローズウッドやイランイランなどを使用してもよいでしょう。芳香浴をしながら、エネルギーを充電しましょう。

気持ちをゆっくり高めるハーブティー

材料（1人分）

ローズ …………………… 1/2つまみ
ローズヒップ ………… 1/2つまみ

方法

ティーポットにハーブを入れてお湯を注ぎ、ふたをして3分程度蒸らす。

point

バラの香りが深いリラックス効果をもたらしてくれるので、深く香りを吸い込みましょう。

メンタルの不調

疲れやすい

症状

主に寝不足が原因で心身の不調を起こす

なんとなくだるく、やる気が出ない感じが続くことがあります。いちばん多い理由は寝不足。まずは休息することが大切です。

疲労が慢性化しているときは、脳も疲れてうまく働かず、恒常性が維持できなくなります。すると体の不調だけでなく、睡眠障害やうつ病といった心の病気に発展してしまいます。情報過多も脳が疲れる要因のひとつ。携帯電話やインターネットの使用時間を決めるだけでも疲労予防になります。日頃から精油やハーブで疲れをためない工夫をしましょう。

対処法

精油やハーブのリラックス効果で疲労回復をサポート

生活をしていれば、日々疲れるのは当然のこと。回復がよければ、何の問題もありません。回復が不十分で、疲労が蓄積していくことが問題なのです。回復力を高めるためにも精油やハーブは役立ちます。精神面を安定させるには、カモミール・ジャーマンやパッションフラワーのハーブティーを。安眠効果も高いので、睡眠の質を高め、疲労回復の手助けをしてくれます。精油はリラックス効果が高いラベンダーや、サイプレスなどの針葉樹系のものが向いています。

疲労の原因に合わせて、精油やハーブを選ぼう

疲労の原因はさまざま。何が原因か見極めることが大切です。不眠が原因なら196−201ページ「睡眠トラブル」、緊張感が続いて疲れているときは182−183ページ「不安、緊張」などを参照して効果的な精油やハーブを選ぶことで、不調にもじょうずに対処できるでしょう。

疲れを回復させる リラックス芳香浴

材料

ラベンダー精油 ……………… 3滴

方法

アロマポットなどに精油を落とし、香りを部屋に漂わせる。

point

弱い香りをゆっくりかぐほうが、リラックス度が高まります。精油はオレンジ・スイートでもよいでしょう。

疲れをリセットする アロマバス

材料

サイプレス精油 ……………… 3滴
天然塩 ……………… ひとつかみ

方法

天然塩に精油を入れてよく混ぜ、湯ぶねに入れてよく溶かして入浴する。

point

天然塩と精油を混ぜ合わせておくと、精油が揮発しにくくなります。ゆっくりと香りを吸入し、リラックスしましょう。針葉樹系の香りは、男性にもおすすめ。

疲労の回復力を高めるハーブティー

材料

カモミール・ジャーマン…… 1/2つまみ
パッションフラワー…… 1/2つまみ

方法

ティーポットにハーブを入れてお湯を注ぎ、ふたをして3分程度蒸らす。

point

寝る前に飲むとぐっすり眠れて、疲れがとれます。香りを吸い込み、リラックスしましょう。

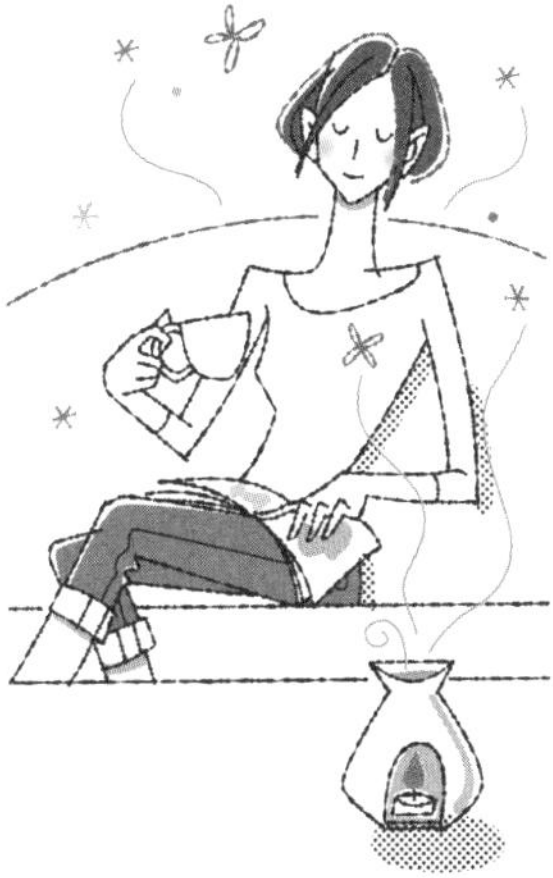

メンタルの不調

食欲不振、過食

症状 精神的ストレスが食欲不振や過食を招く

胃に異常がないのに食欲がないのは、心の不調のサイン。疲労や不安、緊張、怒りなど、さまざまな要因が考えられます。食欲不振が長く続くようなら胃以外の病気の可能性もあるので、病院で検査を受けましょう。

また、ストレスにさらされると、おなかが減っていないのにもかかわらず、過食にはしりがちです。そして過食の罪悪感から食事を抜けば、過食と拒食を繰り返す悪循環に陥ることも。そうならないよう、精油やハーブでメンタルケアをしましょう。

対処法

リラックス効果があり、胃腸の働きを高めるものを

時間に追われていたり、精神的ストレスを抱えていたりして胃腸がうまく働かない場合は、リフレッシュ効果のある精油が活躍。レモン、オレンジ・スイート、ベルガモットなど、柑橘系の精油を使った芳香浴が、食欲を高めてくれます。

胃の蠕動を高めるハーブも、食欲をアップさせてくれます。ペパーミントやレモングラスなどのハーブティーを、食前に飲むことを習慣にするとよいでしょう。

料理にハーブを使用するのも、食欲を引き出すポイント。シソやバジル、ペパーミントといったシソ科のハーブを積極的に取り入れましょう。そのほか、コリアンダー

デスクワーク中の過食を防ごう

デスクワーク中は、体を使う作業よりかえって空腹を感じやすくなります。そのうえストレスも重なれば、ついつい甘いものなどを食べ過ぎてしまいがちです。そうなる前に、ハーブティーを飲んでひと息ついて。マグカップに精油を落とす芳香浴もおすすめです。

やフェンネル、カルダモンなども消化を促進し、食欲を増進させます。

　また、食欲不振は加齢によっても起こります。年配の人にも前述したハーブはおすすめ。料理に使用しましょう。肉や卵を食べたあとは、胆汁分泌を促進して消化を活発にするアーティチョークやタンポポのハーブティーを飲むと胃もたれを予防してくれます。

　精神的なストレスによって起こる過食の予防には、リラックス効果のある精油やハーブが役立ちます（１８１ページ参照）。また、何か食べたいと思ったら、まずはハーブティーを飲んで心を落ち着かせる習慣を作れば、ドカ食いを防げます。また、甘みの強いリコリスを加えると、満足感もアップします。

心をリフレッシュさせ、食欲を高める芳香浴

材料

プチグレン精油 ……… 3滴

方法

アロマポットなどに精油を落とし、香りを部屋に漂わせる。

point

オレンジ・スイートやレモンなどの、柑橘系の精油でもよいでしょう。食事をとる前に行います。

消化を促進し、食欲を促すハーブティー

材料（1人分）

ペパーミント ……… 1/2つまみ
レモングラス ……… 1/2つまみ

方法

ティーポットにハーブを入れてお湯を注ぎ、ふたをして3分程度蒸らす。

point

さっぱりとした口当たりで消化を促進するので、飲むタイミングは食前でも食後でもかまいません。香りを感じながら味わいましょう。

メンタルの不調

睡眠トラブル

症状

眠れないストレスが不眠を悪化させる

睡眠障害といっても、実はさまざまな種類があります。代表的なのが、寝つきの悪い「入眠障害」、眠りが浅く、睡眠時間のわりに熟睡感のない「熟眠障害」、朝早く目覚めてしまってそのまま眠れない「早朝覚醒」、寝ている途中に何度も起きてしまう「中途覚醒」などです。これらは、不安や緊張、うつ病に伴ってよく起こります。また、加齢とともに睡眠は浅く短くなり、高血圧や糖尿病のような生活習慣病も、睡眠障害を伴うことがあります。

しかし、実は不眠を訴える人にもっとも多いのが「眠れなかったらどうしよう」と、

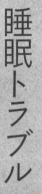

脳が緊張してしまい、寝つきが悪く、眠りも浅くなるケース。毎日のように寝ることにストレスや緊張を感じれば疲れもとれず、心身の不調を引き起こします。安眠効果のある精油やハーブはたくさんあるので、それらを役立てましょう。

また、明け方まで寝つけず、一度眠ると昼過ぎまで起きられないという場合は、体内時計の周期が狂っています。正常に戻すには、目覚めたら日光を浴びることがポイント。加えて、交感神経を優勢にさせる132－133ページ「起立性調節障害」のケアも役立ちます。

日中に眠くなったら、お昼寝タイムを

睡眠トラブルを抱えていると昼間に睡魔が襲ってくることが多く、仕事がはかどらなくなることもあるでしょう。そういうときは、ランチタイムに10分程度仮眠をとると頭がすっきりします。仮眠がとれないときは、ペパーミントなどの爽快な香りを短時間吸入し、気分転換をはかって。

対処法

1日の活動と休息のリズムを整える日中のケア

睡眠に問題がある人は、まずカフェインの摂取を控えることがポイント。夜はもちろん、日中もカフェイン飲料の代わりに、ハーブティーを飲むとよいでしょう。

眠れるかどうかという緊張が強い人は、眠る前にあれこれするのはプレッシャーになって逆効果。むしろ、リフレッシュ効果のある精油やハーブで日中の活動力をあげれば、夜は自然と眠れるようになります。

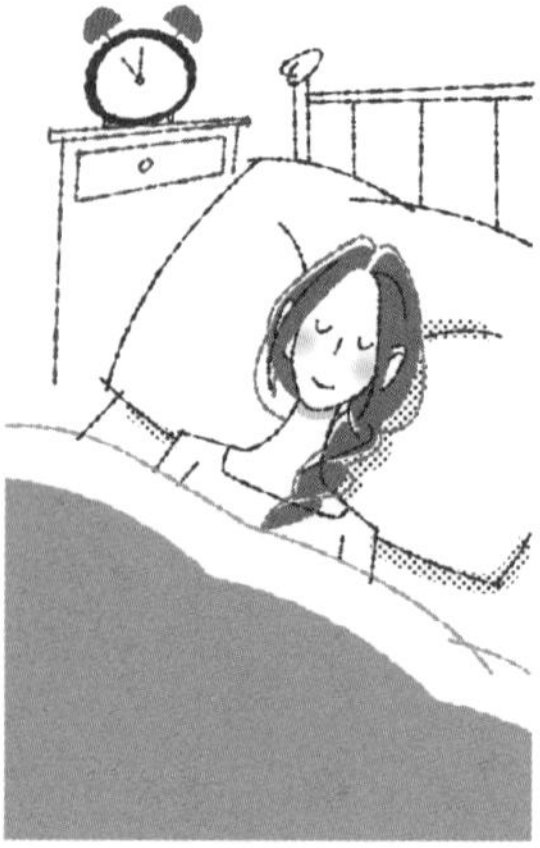

対処法

心身をリラックスさせて安眠を促す、夜のケア

安眠効果があるハーブの代表は、パッションフラワー。リラックス効果の高いカモミール・ジャーマンやレモンバームなどとブレンドして、夕食後や就寝前に飲むとよいでしょう。バレリアンも安眠効果が高いことで知られていますが、お茶としては飲みづらいので、サプリメントで摂取するとよいでしょう。

頭も体もくたくたなのに眠れないときは、心と体の緊張が同時にほぐせる、アロマバスが最適です。さらに、特に体が疲れている日はアロマトリートメントを。使用する精油は、安眠効果の高いラベンダーやクラリセージ、オレンジ・スイート、さわやかな針葉樹系の香りで心を落ち着かせるフランキンセンスやサンダルウッドなどもおすすめです。

過眠に潜む病気

睡眠時間を十分とっても朝の目覚めが悪かったり、日中もたえがたい眠気に襲われてしまう過眠。よく知られている睡眠時無呼吸症候群のほか、うつ病や体内時計がずれてしまう睡眠相後退症候群などの病気が原因である可能性もあります。これらの症状が長く続く場合は、医師に相談してみると安心です。

穏やかな眠りを誘う アロマバス

材料

サイプレス精油 ……………… 2滴
フランキンセンス精油……… 1滴
天然塩 …………………… ひとつかみ

方法

天然塩に精油を入れてよく混ぜ、湯ぶねに入れてよく混ぜて入浴する。

point

天然塩と精油を混ぜ合わせておくと、精油が揮発しにくくなります。眠る2時間くらい前にぬるめのお湯で、長めに入浴しましょう。

食後や眠る前の 安眠ハーブティー

材料(1人分)

カモミール・ジャーマン…… 1/2つまみ
パッションフラワー …… 1/2つまみ

方法

ティーポットにハーブを入れてお湯を注ぎ、ふたをして3分程度蒸らす。

point

食後や眠る前に、リラックスした気分で飲みましょう。香りを感じながら、味わって。

体のこりをほぐして安眠を誘う アロマトリートメント

材料

ラベンダー精油……………………1滴
クラリセージ精油…………………1滴
スイートアーモンドオイル……10mℓ

方法

キャリアオイルに精油を混ぜて、トリートメントオイルを作る。手に取り首や肩に塗り、やさしくさする。

point

入浴をして血行をよくしてから、行いましょう。パートナーにやってもらうとよりリラックスでき、効果的です。

安眠を促す 眠る前の芳香浴

材料

オレンジ・スイート精油………1滴

方法

アロマポットなどに精油を落とし、香りを部屋に漂わせる。

point

弱めの香りを長時間かいでリラックスを。精油はラベンダーでもよいでしょう。

メンタルの不調

抑うつ

症状

長期間憂うつ感が続き、心身の不調に発展

一時的に落ち込むことは誰にでもありますが、長く続く場合はうつ病が疑われます。左記のうつ病診断法の二項目が当てはまる場合は、メンタルケアを専門とする医師に相談しましょう。

うつ病になると、「集中力の低下」「悲観的な考え」などの精神的な症状のほか、頭痛や体の痛み、胃腸の不調などといった体の症状もあらわれます。セルフケアが可能なのは、一時的な憂うつ状態か回復期のみ。セルフケアに頼りすぎないことが大切です。

対処法

回復期には、精油やハーブでセルフケアを

うつ病は何よりも休息が大切。自分で対処しようと頑張りすぎないことです。まずは病院で治療を受け、回復してきたらセルフケアを行いましょう。ハーブティーなら、リラックス効果の高いカモミール・ジャーマンやリンデン、リフレッシュ効果があるペパーミントやレモンバームを。セントジョンズワートは、抗うつ作用があることで有名ですが、抗うつ剤や精神安定剤など併用してはいけない薬が多いので注意が必要です。精油は、181ページの中から好みの香りを選びましょう。

短時間でできるうつ病の診断法

次の２つを満たすと88%の確率でうつ病だといわれています。該当する場合は、病院を受診してください。①この１ヶ月間、気分が沈んだり、憂うつな気持ちになったりすることがよくある。②この１ヶ月間、物事に対して興味がわかない、あるいは心から楽しめない感じがよくある。

メンタルの不調

パニック障害

症状対処法

発作時のケアと日々のケアを使い分ける

体に異常がないにもかかわらず、急に呼吸が苦しくなる、冷や汗が出る、吐き気がする、身体や手足が震えるなどといった、体の症状と不安の発作が起こるパニック障害。再び発作が起きるのが怖くて外出できなくなることもあり、治療を受けずにいるとうつ病を併発するケースも多く見られます。

パニック発作が起きたら、早く受診することが大切。早い段階で適切な治療を受ければ完治できます。回復のサポートにリラックス効果のある精油やハーブは役立つので、医師による治療とともにセルフケアを行いましょう。発作時はローズマリー・シネオールやラベンダーなど、リフレッシュ効果のある香りを吸入すると気付けになります。また、鎮静作用の高いカモミール・ジャーマンやリンデンのハーブティーも習慣にしましょう。

発作を予防するアロマバス

材料

ラベンダー精油 …… 2滴
ゼラニウム精油 …… 1滴
天然塩 …… ひとつかみ

方法

天然塩に精油を入れてよく混ぜ、湯ぶねに入れてよく混ぜて入浴する。毎日の習慣にしましょう。

パニック障害には香りの刺激が効果的

パニック発作が起きているときは、大脳辺縁系の扁桃核が興奮している状態です。香りによる刺激は即座に大脳辺縁系に働きかけるので（26ページ参照）、興奮を鎮める気付けになります。発作が心配な人は、精油を持ち歩くと安心です。

女性のトラブル

月経や更年期のトラブルにも、精油やハーブが大活躍します。

月経に関わる女性のトラブルは、女性ホルモンの増減が原因

月経前や月経中、あるいは更年期に頭痛やだるさ、イライラするといった心身の変化を感じる女性は少なくありません。これらは主に女性ホルモンの増減が原因です。

女性ホルモンは、卵巣や子宮など、子どもを産むための機能をコントロールしており、思春期から分泌が活発になります。卵巣から出るホルモンは、卵胞ホルモン（エストロゲン）と黄体ホルモン（プロゲステロン）の2つ。これらが、排卵を区切りに増減を繰り返し、月経のリズムを作っているのです。

エストロゲンは女性らしい体つきを作ったりするホルモンで、排卵に向かって分泌が増加。コラーゲンの生成を助ける作用があるので、エストロゲンが多いと肌にハリが出て、つやもよくなります。いっぽうプロゲステロンは妊娠と深い関係があるホルモンで、排卵後に分泌が増加。妊娠に備えて安静を保とうとするため、眠くなったり、だるくなったりします。また、むくみや体重増加も起こりがちです。

これらのホルモンが、バランスよく分泌されることで月経や妊娠が起こります。バランスが乱れると、月経不順や不妊といったトラブルが起こってしまうのです。

ピルで月経のトラブルを改善

ピルは、避妊に用いられる女性ホルモン剤。服用中も月経と同様の出血はありますが、排卵が止まるため、黄体ホルモンの増加によって起こる症状が減ります。そのため、月経困難症や月経前症候群といったトラブル改善にも有効なのです。

ストレスを緩和することで月経トラブルを最小限に

女性ホルモンのバランスを乱す原因は、睡眠不足やいきすぎたダイエットなどさまざまですが、注意したいのはストレス。エストロゲンとプロゲステロンの周期をコントロールしている脳の視床下部は、ストレスの影響を受けやすく、ストレスが加わるとホルモンの分泌に異常が起こるのです。さらに、不快な月経トラブル自体がかなりのストレスで、悪循環になる場合も。これらのことからも、リラックス効果が高い精油やハーブで、ストレスを発散させることは重要なのです。

さらにエストロゲンに似た働きをする「エストロゲン様作用」があるものや、月経を誘発する「通経作用」がある精油やハーブも、場合によっては役立ちます。

「女性のトラブル」に効く主な精油・ハーブ

❋月経不順の改善に

精油 カモミール・ローマン、クラリセージ、ジャスミン、ゼラニウム、ローズ

ハーブ チャイニーズアンゼリカ、マカ、ローズ

❋月経前症候群の症状緩和に

精油 イランイラン、カモミール・ローマン、クラリセージ、グレープフルーツ、サイプレス、ジャスミン、ゼラニウム、ネロリ、フェンネル、マジョラムスイート、ラベンダー、ローズ

ハーブ オレンジフラワー、カモミール・ジャーマン、チャイニーズアンゼリカ、フェンネル、レモンバーム、ローズ、ローズヒップ

❋月経痛の緩和に

精油 オレンジ・スイート、カモミール・ローマン、クラリセージ、ジャスミン、フェンネル、マジョラムスイート、ラベンダー

ハーブ ウコン、カモミール・ジャーマン、チャイニーズアンゼリカ、ラズベリーリーフ、リコリス

❋更年期障害の症状緩和に

精油 イランイラン、カモミール・ローマン、クラリセージ、サイプレス、ジャスミン、ゼラニウム、ネロリ、フェンネル、ラベンダー、ローズ

ハーブ イチョウ、オレンジフラワー、カモミール・ジャーマン、セージ、ダイズ、チャイニーズアンゼリカ、ニンジン、パッションフラワー、マカ、レモンバーム、ローズ、ローズヒップ

女性のトラブル

月経不順

症状

月経過多と無月経の場合は病院で検査を

月経開始日から次の月経開始日までの間隔を、月経周期といいます。間隔は25〜40日が普通。この周期から外れることが多いと、月経不順ということになります。

そのほか、過多月経（月経の量が非常に多い、または期間が長い）、過少月経（月経の量が少ない、または期間が短い）、無月経（3ヶ月以上月経がない）などの症状もあります。いずれも症状が続く場合は、婦人科で診てもらいましょう。過多月経は、子宮筋腫の可能性もあります。

対処法

ホルモンバランスの乱れを整えるセルフケアを

多くの場合、月経不順だからといって、子宮や卵巣に異常があるわけではありません。たいていの場合、女性ホルモンのバランスの乱れが原因。女性ホルモンの分泌をつかさどる脳の視床下部が、精神的ストレスや無理なダイエットの影響を受け、卵巣ホルモンのバランスが崩れてしまうのです（206－209ページ参照）。日頃から精油やハーブでリラックスタイムを作り、月経不順の予防や改善につなげましょう。

精油やハーブには女性ホルモンと似た作用をもつものがあります。有名なのはクラリセージ。スクラレオールという成分を含有しており、それが女性ホルモンのバラ

排卵がない月経もある

排卵があると基礎体温が低温相から高温相に移行しますが、月経があっても基礎体温が二相にならないことがあります。こういうときの出血を「消退出血」といい、排卵が起きておらず、出血も少量です。このような症状が続くと不妊のリスクが高まるので、病院で診てもらいましょう。

ンスを整えると考えられています。さらに鎮静作用にも優れているので、精神的ストレスが原因の月経不順の改善に役立ちます。また、月経を誘発する通経作用のある精油も多く、カモミール・ローマンやジャスミンなども有用。アロマバスでの使用がリラックス効果も高くておすすめです。

ハーブは、女性ホルモン様作用のあるローズとローズヒップをブレンドしたハーブティーがおすすめ。また、マカやチャイニーズアンゼリカは伝統的に月経不順の治療に用いられてきたハーブで、血液循環を改善し、月経痛も和らげます。マカやチャイニーズアンゼリカは、サプリメントや薬用酒が服用しやすいでしょう。

月経サイクルを整えるアロマバス

材料

クラリセージ精油……………2滴
サイプレス精油……………1滴
天然塩……………ひとつかみ

方法

天然塩に精油を入れてよく混ぜ、湯ぶねに入れてよく混ぜて入浴する。

point

月経のサイクルが乱れがちな人の、毎日の入浴に。天然塩と精油を混ぜ合わせておくと、精油が揮発しにくくなります。ゆっくりと香りを吸入し、リラックスしましょう。

ホルモンバランスを整えるハーブティー

材料（１人分）

ローズ……………1/2つまみ
ローズヒップ……………1/2つまみ

方法

ティーポットにハーブを入れてお湯を注ぎ、ふたをして３分程度蒸らす。

point

月経のサイクルが乱れがちな人は、女性ホルモンに似た作用のあるローズのハーブティーを毎日の習慣にするとよいでしょう。ゆっくりと、香りを楽しみながら飲みましょう。

月経前症候群（PMS）

症状　自然な現象とはいえ、症状が重いと日常生活に支障が

月経の2週間くらい前から月経が開始してからの数日間は、イライラやむくみ、過食、便秘、胸が張る、頭痛、めまいなど、心と体にさまざまな症状があらわれることがあります。これらは、卵巣ホルモンの増減が原因で起こる自然な現象。むしろホルモン分泌が健康な証拠でもあります。

しかし、なかには日常生活に支障をきたすほどの症状が出る人もおり、こうした症状は月経前症候群（PMS）、または月経前緊張症と呼ばれます。

対処法

精油やハーブでストレスケアや対症療法を

月経前症候群は、精神的ストレスが加わると症状がよりつらく感じられます。月経が近づくということ自体がストレスにもなるので、アロマセラピーやハーブを使用したストレスケアを習慣にしましょう。

また、先に述べたように月経前症候群はホルモンが正常に分泌されている証拠なので、症状が軽い場合は「この時期は調子が悪くて当然」と開き直ることも大切。気の持ち方で、症状が改善される場合も多いのです。

ただし、毎月重い症状があらわれるときは、まず婦人科で相談してみましょう。月経トラブルは漢方薬による治療がかなり有効なので、漢方に詳しい医師を受診して

卵巣ホルモンが関わっている月経前症候群

月経前症候群は排卵後にエストロゲンが減少することと、逆に増加する黄体ホルモン（プロゲステロン）が関係しているという説が有力です。黄体ホルモンは、受精卵を着床させ、妊娠を継続させる働きがあります。そのため、月経前症候群では妊娠初期と同じような症状が出るのです。

みるのもよいでしょう。月経前症候群の漢方治療では、当帰《とうき》がよく使用されますが、これはハーブでいうチャイニーズアンゼリカ。サプリメントも流通しています。

精油やハーブのセルフケアとしては、不快症状に対する対症療法がメイン。１８４－１８５ページ「イライラする」、１２４－１２７ページ「便秘」、２６２－２６５ページ「むくみ」など、それぞれの症状の項目を参照してケアしましょう。

また、ホルモンバランスを整えたりするだけでなく、イライラや抑うつの改善効果もあるジャスミンやカモミール・ローマン、ネロリ、イランイランなどの精油を使った芳香浴もおすすめ。心に働きかけることで、症状緩和が期待できます。

イライラや憂うつを和らげる　アロマバス

材料

イランイラン精油……3滴
天然塩……ひとつかみ

方法

天然塩に精油を入れてよく混ぜ、湯ぶねに入れてよく混ぜて入浴する。

point

天然塩と精油を混ぜ合わせておくと、精油が揮発しにくくなります。ゆっくりと香りを吸入してリラックスし、精神状態を安定させましょう。

だるさ、むくみ、肩こりを和らげる　アロマトリートメント

材料

クラリセージ精油……1滴
サイプレス精油……1滴
スイートアーモンドオイル……10mℓ

方法

キャリアオイルに精油を混ぜて、トリートメントオイルを作る。手に取り、おなかをさする。

point

あまり強く押さず、円を描くようにやさしくさすりましょう。イライラが強いときはサイプレスの代わりに、ラベンダーの精油を使うとよいでしょう。

女性のトラブル

月経困難症（月経痛）

症状　月経痛のタイプを知り、合ったケアを行う

月経が始まると起こる下腹部痛や腰痛、頭痛などの症状が、日常生活に支障をきたすほど重い場合を、月経困難症といいます。子宮筋腫や子宮内膜症などの病気が隠れていることもありますが、主な原因は後述のとおり。加えて、痛みへの身構えが強いと痛みを強く感じてしまうなど、精神的な要素も強く影響します。疲労や精神的ストレスも悪化要因です。

月経の痛みの原因は、主に三通りです。ひとつ目はプロスタグランディンという物質による痛み。子宮内膜を排出するために子宮を収縮させる物質で、痛みの原因

になります。

　二つ目は骨盤内の血行が悪くなり、うっ血することで起きる鈍痛。この場合は温めると痛みが和らぎます。

　三つ目は腸の痙攣が原因で起きるさしこむような痛み。月経前は腸の動きが鈍って便秘がちになりますが、月経が起きて黄体ホルモンが減ると腸は急に動き出し、下痢を起こしたり強い腹痛が起きたりするのです。

　自分がどのタイプなのかを把握し、症状に合ったケアを行えば、つらい痛みが和らぎます。しかし、なかにはこの三つの痛みが重なるという、かなり症状が重い人もいます。

鎮痛剤はなるべく単一成分のものを

　月経痛で市販の鎮痛剤を服用する場合は、単一成分のものを選ぶと安心です。イブプロフェンやロキソプロフェンなどは、医師の処方薬としても用いられる成分。安全性が高く、効き目も強い成分です。ただし、鎮痛剤で喘息発作ややむくみが出たことがある人は、医師か薬剤師に相談を。

対処法

痛み止めに加えて症状を緩和するケアを

強い月経痛があるにもかかわらず、鎮痛剤を避けている人もいるでしょう。しかし日常生活に支障をきたすほどの痛みがあり、鎮痛剤で痛みが和らぐのであれば、飲むことをおすすめします。それも痛みが激しくなってから飲むのでは効き目が悪く、結局何度も飲むことになるので、月経痛に限っては痛みを感じたら早めに飲むほうがよいでしょう。

それにプラスして、下腹部のアロマトリートメントをすると、痛みの緩和が期待できます。骨盤内のうっ血には血行をよくするカモミール・ローマンやクラリセージ、オレンジ・スイートの精油を。腸の痙攣による痛みにはラベンダーを。これらには筋肉の緊張をほぐす効果もあるので、筋緊張による痛みの悪化も防げます。また、これらの精油を使用したアロマバスも、全身の血行をよくするのに効果を発揮します。

ハーブティーならラズベリーリーフが伝統的に用いられますが、体を温めて、腸の痙攣にも効くカモミール・ジャーマンが有効です。リラックス効果も高いので、イライラするときにもおすすめ。腸の痙攣による痛みには、フェンネルをブレンドしましょう。

吐き気や下痢を伴う場合は、腸の痙攣が強いので、110－119ページ「胃腸の不快感」の過敏性腸症候群のケアが役立ちます。

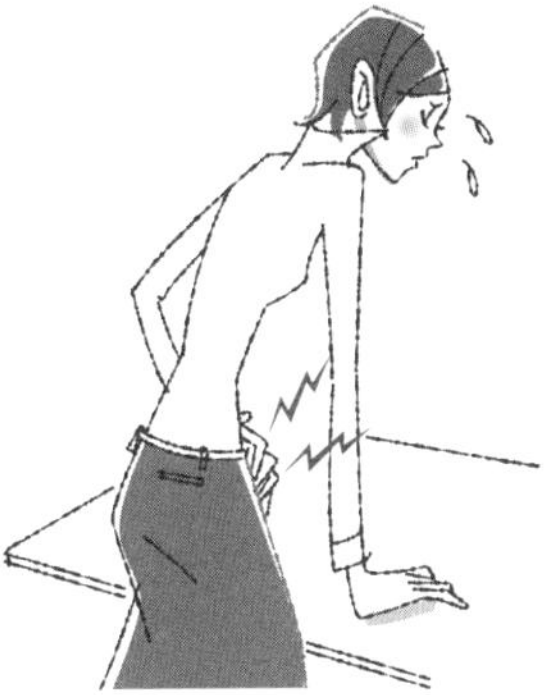

思春期に起こる月経の痛み

思春期に強い月経痛を感じることがあるのは、子宮が未発達だからといわれています。経血がスムーズに出られず、無理に押し出そうとするため、子宮が大きく収縮して強い痛みが起こるのです。子宮の発達とともに多くの場合は治りますが、本人にとってはかなりのストレスなので、精油やハーブを使ったメンタルケアを行ってあげましょう。

痛みとイライラを改善する芳香浴

材料

ラベンダー精油……2滴
クラリセージ精油……1滴

方法

アロマポットなどに精油を落とし、香りを部屋に漂わせる。

point

デスクワークをしているときは、お湯を張ったマグカップなどで芳香浴をするとよいでしょう。就寝前に余裕があれば、アロマバスをしても効果的です。

月経痛によるイライラを改善するハーブティー

材料（1人分）

カモミール・ジャーマン……1/2つまみ
フェンネル……1/2つまみ

方法

ティーポットにハーブを入れてお湯を注ぎ、ふたをして3分程度蒸らす。

point

香りを楽しみながら、飲みましょう。どちらのハーブも腸の痙攣にも有効なので、月経に伴う下痢にも効果を発揮します。

痛みを和らげるアロマトリートメント

材料

オレンジ・スイート精油……1滴
ベルガモット精油……1滴
スイートアーモンドオイル…10mℓ

方法

キャリアオイルに精油を混ぜて、トリートメントオイルを作る。手に取り、腸の向き（時計回り）に円を描くようにおなかをさする。

point

精油は鎮痛作用のあるカモミール・ローマンでもよいでしょう。

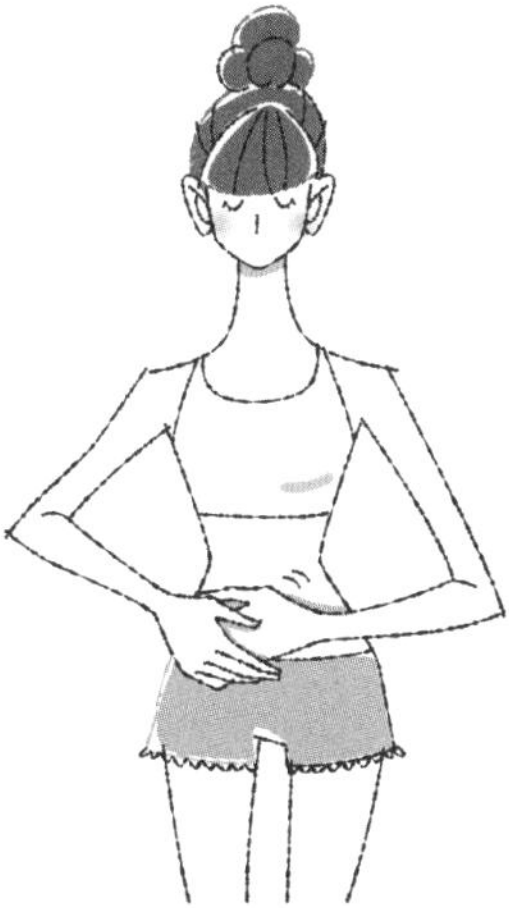

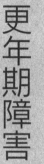

更年期障害

症状

女性ホルモンの減少による自律神経の混乱が原因

閉経の前後十年を「更年期」といいます。この時期は卵巣機能が低下して、エストロゲンが急激に減少。ホルモンの中枢である視床下部も影響を受け、自律神経のコントロールがうまくいかなくなります。更年期は誰にでも起きますが、実は日常生活に支障が出るほど症状が重い「更年期障害」には、すべての女性がなるわけではありません。

更年期のもっとも代表的な症状にホットフラッシュ（ほてり）があります。これは自律神経の失調により、血管の収縮・拡張の自動調節がスムーズにいかなくなったことが原因。交感神経が突然活発になって体がほてり、汗がどっと出ます。頻繁に起こると肉体的にも疲れ、イライラや抑うつといった精神的な不調の引き金にもなりえます。しかし、軽いホットフラッシュ程度なら、体がホルモンの変化に慣れ、自律神経の混乱が鎮まれば除々におさまるでしょう。

ホットフラッシュの症状が重い場合は、エストロゲンやプロゲステロンを補充するホルモン補充療法が有効です。精神的な症状が深刻な場合は、精神科や心療内科の受診をおすすめします。

更年期障害を悪化させないために

更年期はちょうど人生の蓄積疲労が出やすい時期でもあります。子どもの独立や夫の退職、親の介護……。生活環境が変わってストレスが重なり、うつ病を合併するケースも多く、治療がより複雑になります。更年期障害を悪化させないためには、家族の理解と協力が不可欠です。

対処法

軽い症状にはセルフケアが大きな意味を持つ

更年期障害には、女性ホルモンのバランスを整える作用があって、リラックス効果が高い精油が有効。ローズ、ジャスミン、ネロリ、カモミール・ローマンなどがおすすめです。どれも高価な精油ですが、頑張った自分へのごほうびに。ゆったりとした気分で芳香浴をすれば、気持ちが穏やかになるでしょう。

心身の緊張をほぐすには、アロマトリートメントが最適。精油はホルモンバランスに作用し、ホットフラッシュや肩こりにも効果的なクラリセージやサイプレスがおすすめです。特にパートナーや子どもなどにアロマトリートメントをしてもらうと、メンタルケアとして大きな効果が得られます。

ハーブでは、リラックス効果のあるカモミール・ジャーマン、パッションフラワー、レモンバームなどがおすすめです。気分が落ち込みがちのときに、ハーブティーとして飲みましょう。

ＬＤＬコレステロールの急上昇を防ぐにはダイズも有効なので、食品で取り入れましょう。さらに、イチョウやニンジンは抑うつを予防する効果もあり、更年期の保健薬になります。サプリメントなどの濃縮製剤が手軽です。

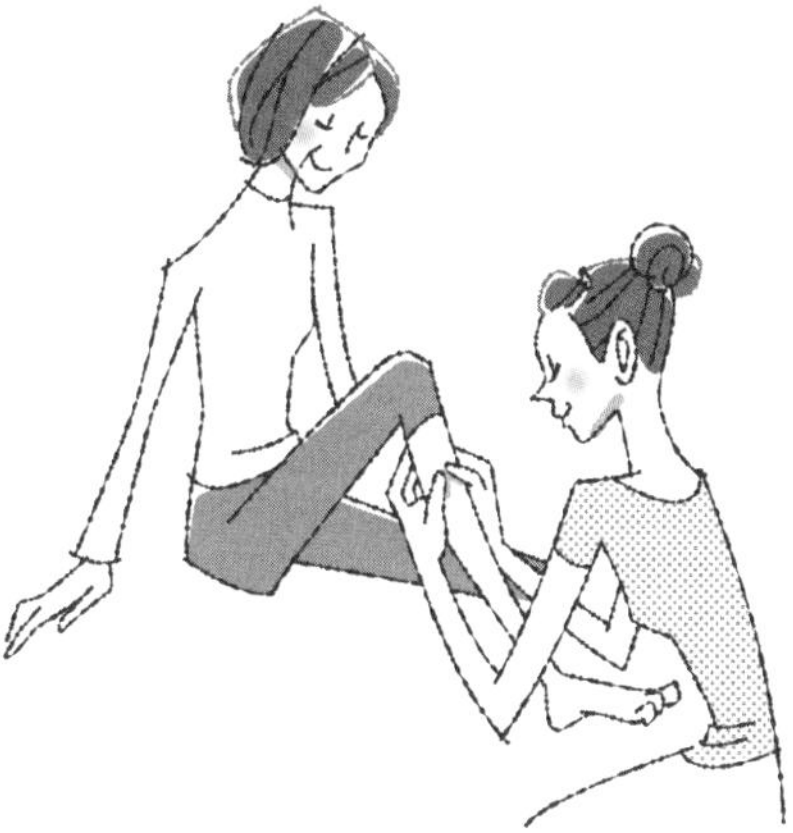

更年期に増えるLDLコレステロール

エストロゲンにはLDLコレステロールを抑える働きがあるので、更年期には、LDLコレステロール値が高くなります。肥満、糖尿病、高血圧、狭心症などを合併しておらず、160mg/dℓ以下であればごく軽い食事療法で大丈夫。それ以上の場合は、無理な食事療法や過剰な運動をするより病院で治療を受けるのが最善です。

精神状態が不安定なときの芳香浴

材料

ローズ精油 ………… 3滴

方法

アロマポットなどに精油を落とし、香りを部屋に漂わせる。

point

自分へのごほうびで、ちょっぴり高価な精油を使用するのもおすすめ。ローズのほかに、気分を高揚させるジャスミンやイランイランの精油でもよいでしょう。

イライラや肩こりを和らげるトリートメント

材料

クラリセージ精油 ………… 1滴
サイプレス精油 ………… 1滴
スイートアーモンドオイル …… 10mℓ

方法

キャリアオイルに精油を混ぜて、トリートメントオイルを作る。肩や腰、足など、筋肉が緊張しているところをやさしくもみほぐす。

point

パートナーやお子さんなどに行ってもらうのもおすすめ。気持ちが安定します。

更年期障害のほてりを解消するハーブティー

材料（1人分）

ローズヒップ……………1/2つまみ
ローズ……………………1/2つまみ

方法

ティーポットにハーブを入れてお湯を注ぎ、ふたをして3分程度蒸らす。

point

ローズヒップには、汗を抑える効果があります。続けて飲んだほうが効果は出やすいので、ホットフラッシュがつらい人は、毎日の習慣にするとよいでしょう。

気分が落ち込んだときのハーブティー

材料（1人分）

レモンバーム……………1/2つまみ
パッションフラワー……1/2つまみ

方法

ティーポットにハーブを入れてお湯を注ぎ、ふたをして3分程度蒸らす。

point

抑うつ状態のときや、気分が落ち込んで何もする気にならないときに。香りをゆっくりかげば、芳香浴の効果も期待できます。

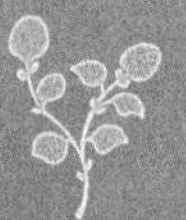

妊娠・出産

精油やハーブでケアして、マタニティーライフを快適に。

薬に代わって、精油やハーブがトラブルを改善

妊娠すると、胎盤から大量に出るヒト絨毛《じゅうもう》性ゴナドトロピンというホルモンによって、眠くなったりだるくなったりします。さらにつわりや腰痛なども重なり、精神状態が不安定になりがちです。

また、産後にも心身の不調は起こります。出産による疲労はもちろんですが、産後3日目頃から精神的に不安定になる人も。それは、出産を終えると妊娠中に増えていたホルモンが激減し、その変化に脳がついていけなくなることが原因です。さらに、赤ちゃんとの生活が始まれば一日に何度も授乳したり、赤ちゃんを抱っこし

たりと慣れない重労働が続きます。そのため、睡眠不足になったり、疲労や不安を感じやすくなるのです。

妊娠中や授乳中は、不調を感じても薬の服用がためらわれ、状態は悪化しがちです。症状によっては薬が必要な場合もありますし、妊娠中に服用できる薬もありますが、症状が軽い場合はまず精油やハーブでセルフケアを行うのも手です。精神状態の安定に役立つのはもちろんのこと、母乳の分泌を促すものや、出産前後の体の不調を改善するものもあるので、じょうずに取り入れて、妊娠中や産後のトラブルを回避しましょう。

不妊に効果的な精油やハーブは？

直接的に妊娠を手助けする精油やハーブは残念ながらありません。しかし、不妊の原因にもなるストレスを和らげたり、ホルモンバランスや自律神経のバランスを整えたりするものはあります。さらにイランイランやローズなどには性欲を高める効果もあるので、間接的に役立つでしょう。

妊娠中に精油やハーブを使うときの注意点

妊娠中の精油の使用については、さまざまな意見があり、使用を控えたほうがよいといわれることもあります。その理由は、神経刺激作用や通経作用といった、胎児に悪影響を及ぼす可能性がある成分が含まれている精油があるから。しかし、芳香浴に使用する程度であれば、問題はありません。妊娠中は避けたほうがよいとされる精油やハーブを左記に挙げますが、大量に使用しなければ、過剰に神経質になることはないでしょう。

ただし、妊娠中は嗅覚が敏感になることがあるので、強い香りで気分が悪くならないよう、精油の使用量はいつもの半分くらいで。ハーブはより安全なので、ハーブティーや料理に使用する程度であれば問題ありません。

妊娠中や授乳中に効く精油・ハーブ

※妊娠中全般にわたって安心して使用できる

精油　オレンジ・スイート、グレープフルーツ、ティートリー、プチグレン、ベルガモット、レモン、レモングラス、ローズウッド

ハーブ　「妊娠中に避けたほうがよいハーブ」以外

※妊娠中に避けたほうがよい（大量に使用しなければOK）

精油　シダーウッド・アトラス、ジャスミン、ジュニパー、セージ、タイム・リナロール、フェンネル、ローズマリー・シネオール、ローズマリー・ベルベノン

ハーブ　バジル、カモミール・ローマン、フェンネル、タイム、ペパーミント

※分娩時によく使用される

精油　カモミール・ローマン、クラリセージ、ジャスミン、ゼラニウム、ラベンダー

ハーブ　ラズベリーリーフ

※授乳時におすすめ

精油　ゼラニウム、パルマローザ

ハーブ　タンポポ、ネトル、フェンネル

妊娠中のトラブル

症状

体の急激な変化によって心身に不調が起きる

妊娠中はホルモンの分泌が変化したり、体つきが変わったりすることから、さまざまな不調が起こります。妊娠初期から吐き気などをおぼえるつわりが始まり、妊娠中期からはこむらがえり（足の筋肉の痙攣が起こる）、妊娠後期は腰痛が悪化するなど、体調はめまぐるしく変わります。さらに妊娠中は免疫力が低下するため、体調を崩しがちです。

こうした体の不調に加え、イライラしたり急に不安感が募ったりと、精神的にも情緒不安定になりやすくなります。

対処法

妊娠初期に行いたいセルフケア

妊娠中に起きるさまざまな心身のトラブルにも、精油やハーブは役立ちます。ストレスや不快症状を緩和させて、穏やかなマタニティーライフを送りましょう。

妊娠がわかったら、まずは生活習慣の改善から始めましょう。禁煙、禁酒はもちろんですが、睡眠を十分にとり、タンパク質、鉄、カルシウム、葉酸が豊富な食事をしっかりとることが大切です。さらに、妊娠中はカフェインの摂取も控えめにしたほうがよいので、コーヒーの代わりにノンカフェインのハーブティーを習慣にしましょう。母乳の出をよくするタンポポは、産前、産後ともにおすすめです。

妊娠中は便秘になりやすい

妊娠中は、分泌されるホルモンの影響で腸の働きがにぶくなったり、運動不足になったり、つわりで食べる量が減ったりすることから、便秘症状に悩まされることが少なくありません。そんなときは、124－127ページ「便秘」の項目を参考に、セルフケアを行いましょう。

精油を使う場合は刺激が少ない、穏やかな香りのものを選び、使用するときは濃度を薄めにしてください。使用量が少ない芳香浴やアロマバスだと安心です。妊娠初期にいちばん安心して使用できるのは、オレンジ・スイート。イライラや不安を感じたときにおすすめです。ただし、つわりがあるときはにおいに敏感になるので、自分が不快だと感じたらすぐに使用を中止しましょう。

つわりがある時期には、香りのさわやかなハーブがおすすめ。ペパーミントやレモングラスのハーブティーが、胃腸のムカムカをすっきりさせてくれます。また、シソやショウガも吐き気を鎮める作用があるので、料理に使うとよいでしょう。

対処法 妊娠中期から後期にかけてのセルフケア

胎児が成長していくにつれ、腰痛やこむらがえり、股関節の痛みといったトラブルが起こります。こういう症状があらわれたときは、ラベンダーや鎮痛作用のあるレモングラスの精油でアロマトリートメントを行いましょう。ただし、オイルの希釈濃度は、薄め（0・5％程度）にしたほうが安心。妊娠の大変さを共有し、絆を深めるためにも、パートナーに行ってもらうのがおすすめです。

また、急激におなかや胸が大きくなると、妊娠線と呼ばれる割れ目のような線ができてしまいます。出産後徐々に目立たなくなるものの、完全に消すのは困難。予防は難しいですが、皮膚をやわらかくするトリートメントをしておくとあとに残りにくくなります。

妊娠中に使用しないほうがよい精油

妊娠中に精油を使用するときの注意点は232ページで述べたとおりですが、補足をすると、神経刺激作用のあるケトン類、カンファーやツヨンを含むもの、流産につながる可能性があると考えられている血行促進作用の強いもの、子宮を収縮させる作用のあるものが、妊娠中に避けたほうがよいといわれています。

妊娠中のイライラや不安を解消するアロマバス

材料

オレンジ・スイート精油…1～2滴

方法

湯ぶねに精油を入れ、よく混ぜて入浴する。

point

ゆっくりと香りを吸入してリラックスし、心身の緊張をほぐしましょう。つわりがあるときは、柑橘系の精油がスッキリした気分にしてくれます。

こむらがえりを予防するアロマトリートメント

材料

ラベンダー精油……1滴
クラリセージ精油……1滴
スイートアーモンドオイル…20mℓ

方法

キャリアオイルに精油を混ぜて、トリートメントオイルを作る。手に取りふくらはぎや足腰など、血流が悪くなっている箇所に塗り、やさしくさする。

point

精油は少なめに。筋肉のこわばりを解消するため、入浴後に行いましょう。

つわりの不快感を解消するハーブティー

材料

ペパーミント……1つまみ

方法

ティーポットにハーブを入れてお湯を注ぎ、ふたをして3分程度蒸らす。

point

つわりの不快感をすっきり解消できます。ペパーミントはドライハーブでもフレッシュハーブでもかまいません。フレッシュハーブを使用する際は、量を多めにしましょう。

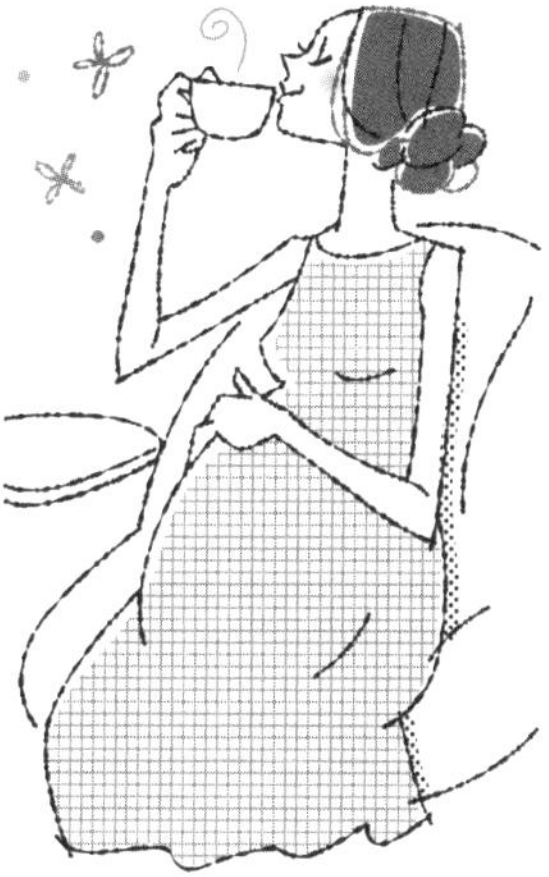

つわりやイライラを和らげる芳香浴

材料

グレープフルーツ精油…1〜2滴

方法

アロマポットなどに精油を落とし、香りを部屋に漂わせる。

point

精油は薄めに使用しましょう。マグカップや小皿に水を張って精油を落とす方法にすると、より穏やかに香ります。レモンやベルガモットの精油を使用してもよいでしょう。

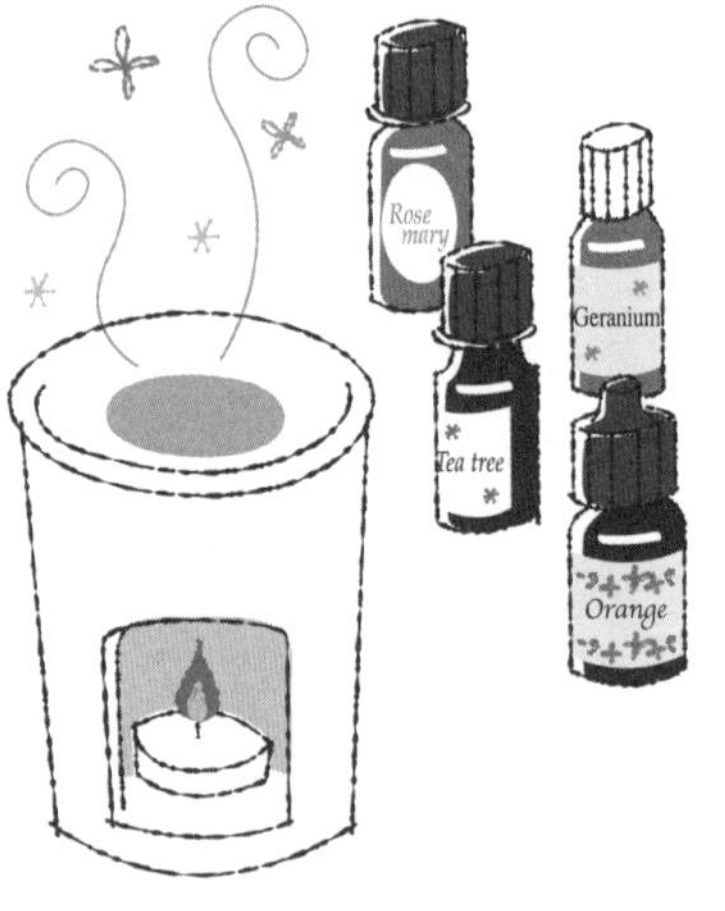

腰痛を緩和する アロマトリートメント

材料

ラベンダー精油 ……………… 1滴
スイートアーモンドオイル…… 10mℓ

方法

キャリアオイルに精油を混ぜて、トリートメントオイルを作る。手に取り腰に塗り、やさしくもみほぐす。

point

精油は少なめにして、香りをかいで、リラックスしながら行いましょう。パートナーに行ってもらうのがおすすめ。

妊娠線を予防する アロマトリートメント

材料

ゼラニウム精油 ……………… 1滴
マカデミアナッツオイル …… 10mℓ

方法

キャリアオイルに精油を混ぜ、トリートメントオイルを作る。手に取りおなかや太ももなどに塗り、やさしくさする。

point

精油は少なめにしましょう。肌をやわらかくする作用がある精油が有効。カレンデュラオイル単独でもよいでしょう。

妊娠・出産

分娩時の緊張

症状

お産の不安や痛みをアロマセラピーが和らげる

赤ちゃんとの対面は待ち遠しいものですが、出産が近づくとともに陣痛への恐怖や緊張も高まるものです。最近は、妊婦さんがリラックスしてお産にのぞめるように、分娩時にアロマセラピーを取り入れている病院も多くなっています。

また、分娩時は赤ちゃんを体外へ送り出すため全身に力が入るので、筋肉の緊張と陣痛の痛みでより疲労が強くなります。こうした痛みへの不安や筋緊張を緩和するために、アロマセラピーが役立ちます。

対処法

筋肉の緊張緩和と精神の緊張緩和を

「安産のハーブ」といわれるラズベリーリーフには、子宮筋や骨盤周囲の筋肉をゆるめる作用があるといわれています。予定日の4週間くらい前からお茶として飲んだり、陣痛が起きてからの水分補給にするのもおすすめです。

分娩時によく使用される精油は、ラベンダー、ゼラニウム、クラリセージ、カモミール・ローマンなど。母体の疲労を癒し、最後のひと頑張りの気力を引き出してくれます。芳香浴や脚や腰などのアロマトリートメントをすると、母体の疲労感が和らぎます。

分娩時にアロマセラピーを使用したい場合

最近は積極的にアロマセラピーを取り入れている産婦人科も多く、分娩時に使用されることも少なくなりません。しかし、病院によっては断られてしまうこともあります。分娩時にアロマセラピーを使用したいときは、事前に相談してみましょう。

分娩時にリラックスできる芳香浴

材料

ラベンダー精油 ……………… 2滴

方法

アロマポットなどに精油を落とし、香りを漂わせる。

point

分娩による緊張や不安を和らげます。精油はオレンジ・スイートでもよいでしょう。芳香浴が可能かどうかは、事前にお産をする病院へ問い合わせてください。

陣痛の疲労を和らげるアロマトリートメント

材料

ラベンダー精油 ……………… 1滴
クラリセージ精油……………… 1滴
スイートアーモンドオイル…… 20mℓ

方法

キャリアオイルに精油を混ぜて、トリートメントオイルを作る。手に取り腰などに塗り、やさしくさすってもらう。

point

お産時のサポートに、パートナーにさするように行ってもらうとよいでしょう。

安産のための ハーブティー

材料（1人分）

ラズベリーリーフ ……… 1つまみ

方法

ティーポットにハーブを入れてお湯を注ぎ、ふたをして3分程度蒸らす。

point

出産にそなえて、予定日の4週間くらい前から飲むのがおすすめです。陣痛が起きてからの水分補給にも適しているので、たっぷり飲みましょう。

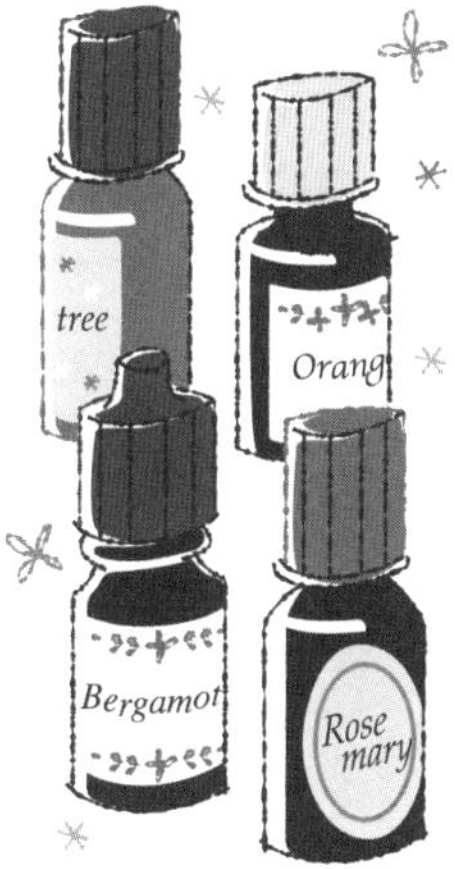

妊娠・出産

産後のトラブル

症状

出産直後は疲労のピーク。無理をしないことが大切

分娩のときは、長時間何度もいきむため、体中の筋肉が緊張します。また、精神的にも緊張・興奮状態が続くため、心身ともにぐったりして疲労感がしばらく抜けないのも無理はありません。

また、妊娠中に胎盤から大量に出ていたホルモンが、出産によって急激に減るので、脳が混乱して、うつ状態になるケースも少なくありません。この症状は「マタニティーブルー」と呼ばれ、半数以上の人が経験するともいわれます。出産後3日目くらいからわけもなく泣きたくなったり、イライラしたりする症状が出るのが一

般的。そういう時期だと割り切って休養を心がけていれば、通常は1～2週間でおさまります。

しかし、なかには産後うつに発展してしまうこともあります。そうならないように、出産直後はできるだけ家族に協力をしてもらい、リラックスして過ごせるようにすることが大切。お気に入りの精油やハーブを使用して、穏やかな気持ちで過ごしましょう。

授乳中に不調が起きた場合、薬のすべてが服用できないわけではありませんが、症状が軽ければ、まずは精油やハーブで対処するとよいでしょう。

ママがアロマセラピーを行うときの注意点

生後1ヶ月までの新生児に精油を直接使用することはすすめられません。ママがアロマセラピーを行うときも、赤ちゃんに触れると付着する可能性があるので、濃度の高いトリートメントは避けましょう。

対処法

精油やハーブで心のバランスを保つ

出産直後は、アロマトリートメントで分娩による心身の疲労を回復しましょう。精油は、筋肉の緊張をほぐすラベンダーやサイプレスがおすすめ。パートナーに行ってもらうと、リラックス効果が高まります。また、マタニティーブルーには、リラックス効果のある精油やハーブを。202−203ページ「抑うつ」や、182−183ページ「不安、緊張」の項目を参照にケアしましょう。

産後に限らず、育児をするうえでもひと息つく時間をもつことは大切。ママにストレスがたまれば、赤ちゃんにも影響が出てしまいます。休息にハーブティーを飲んだり、芳香浴やアロマバスをして、手軽にできるリラックスタイムを作りましょう。

対処法

母乳の分泌を促進するハーブティーもある

本格的に育児が始まると、ママは毎日大忙し。肩こりや腰痛、頭痛などといったトラブルも起こります。あまりに症状がつらいときは、病院で相談することをおすすめしますが、症状が軽い場合は精油やハーブのセルフケアを取り入れて、心身の健康を保ちましょう。セルフケアの方法は、該当する症状の項目をそれぞれ参照してください。

授乳に役立つといわれているハーブもいくつかあります。母乳の分泌を促すといわれているのは、タンポポやフェンネル、ネトルなどです。授乳時は、これらのハーブティーを毎日飲むとよいでしょう。逆に民間伝承ではありますが、ペパーミントは母乳の分泌を減らすといわれています。

ダイエットは出産後に

妊娠中に母親の栄養状態が悪く、生まれたときの赤ちゃんの体重が少な過ぎると、将来赤ちゃんがメタボリック症候群になる危険性が高まります。妊娠中は、あまり食事制限をしなくてOK。出産後、体重がなかなか妊娠前に戻らないようであれば、164−167ページ「太りすぎ」の項目を参考に体重管理をしましょう。

産後の精神不安を和らげる芳香浴

材料

ゼラニウム精油 ……… 1滴
オレンジ・スイート精油 ……… 1滴

方法

アロマポットなどに精油を落とし、ゆっくり香りを漂わせる。

point

忙しいときは、ぬるま湯を張ったマグカップに精油を落とす方法でもよいでしょう。好きな香りであれば、どんな精油でも効果があります。

育児や産後の筋肉疲労を解消するトリートメント

材料

ラベンダー精油 ……… 1滴
サイプレス精油 ……… 1滴
スイートアーモンドオイル … 20mℓ

方法

キャリアオイルに精油を混ぜて、トリートメントオイルを作る。手に取って首や肩、腰などに塗り、やさしくさする。

point

入浴をして血行をよくしてから、行うと効果的。香りを楽しみながら、リラックスした気分で行いましょう。

イライラや不安を鎮めるハーブティー

材料（1人分）

カモミール・ジャーマン…1/2つまみ
パッションフラワー…1/2つまみ

方法

ティーポットにハーブを入れてお湯を注ぎ、ふたをして3分程度蒸らす。

point

マタニティーブルーのときや育児に疲れたときの精神安定に。香りを楽しみながら、リラックスした気分で味わって。

母乳の出をよくするハーブティー

材料（1人分）

タンポポ……1つまみ

方法

ティーポットにハーブを入れてお湯を注ぎ、ふたをして3分程度蒸らす。

point

母乳の出が悪い人は、毎日の習慣にするとよいでしょう。フェンネルやネトルなどをブレンドしても。

その他のトラブル

冷え性やむくみ、におい、スキンケアなどにも効果を発揮。

冷え性やむくみなどの慢性的な悩みにも効果的

慢性的な冷え性に悩んでいる女性は多く、同時にむくみの症状が出ることもあります。漢方薬で治療するという方法もありますが、まずはセルフケアで改善をはかるとよいでしょう。

不快症状を緩和するためには、アロマバスやアロマトリートメントなどで、血行を促進することがポイントです。それぞれの症状に効果的な精油があるので、複数の症状も見られる場合は、精油をブレンドして使用するのもよいでしょう。

肩こりや腰痛、筋肉痛が起きたときの対処法

肩こりや腰痛、筋肉痛といった体の痛み。いずれも筋肉の緊張が要因となるので、症状緩和に役立つ共通の精油やハーブが多くあります。精油では、血管拡張作用や抗痙攣作用のあるカモミール・ローマン、鎮痛作用のあるレモングラス、ローズマリーがその代表。いずれもアロマバスで血行を促進してから、やさしくさするように患部をアロマトリートメントすると効果的です。また、湿布も症状緩和に適当。慢性的な症状には温湿布、急性の症状には冷湿布と、使い分けましょう。

セルフケアで口臭や体臭といったにおい対策を

気になるにおいの予防・対策には、口の中や皮膚の悪玉菌を減らす、抗菌作用のある精油やハーブを使用するとよいでしょう。口臭が気になるときは、ペパーミントティーを飲むとスッキリします。体臭にはティートリーの精油を使用したスプレーなどが有用です。

肌のケアにも。ただし、使用方法は守って

スキンケアにも精油が使われます。皮膚から有効成分が吸収されて作用するだけでなく、香りによるリラックス効果も得られるので、美容に大敵となるストレスを緩和することもできて一石二鳥。ときどきトリートメント（マッサージ）をすると、血行が促進されて老化予防になります。ただし、顔の皮膚は敏感なので、トリートメントオイルの希釈濃度は０・５％以下にとどめ（59ページ参照）、目や口の近くは避けましょう。

また、肌の弱い人や、肌にトラブルがある場合は、精油の使用は控えましょう。キャリアオイルのみのトリートメントでも効果的なので、自分の肌や頭皮に合ったものを選びましょう（２８４－２８６ページ参照）。

「その他のトラブル」に効く精油・ハーブ

※冷え性に効く

精油　オレンジ・スイート、カモミール・ローマン、グレープフルーツ、サイプレス、ゼラニウム、ベルガモット、ラベンダー、ローズ、ローズマリー・ベルベノン

ハーブ　イチョウ、エルダー、カモミール・ジャーマン、カモミール・ローマン、ショウガ、チャイニーズアンゼリカ、ニンジン、マカ、リンデン、ローズマリー

※むくみに効く

精油　サイプレス、サンダルウッド、シダーウッド・アトラス、ジュニパー、フェンネル、ローズマリー・ベルベノン

ハーブ　タンポポ、ネトル、フェンネル

※腰痛、肩こりに効く

精油　オレンジ・スイート、カモミール・ローマン、クラリセージ、グレープフルーツ、ジュニパー、マジョラムスイート、ラベンダー、レモン、レモングラス、ローズマリー・シネオール、ローズウッド

ハーブ　カモミール・ジャーマン、カモミール・ローマン、ショウガ、リコリス、リンデン

※皮膚トラブルにおすすめ

精油　カモミール・ジャーマン、ゼラニウム、ティートリー、ネロリ、フランキンセンス、ラベンダー、ローズ、ローズウッド

ハーブ　エルダー、カモミール・ジャーマン、カレンデュラ、タンポポ、ネトル、ローズ、ローズヒップ

その他のトラブル

冷え性

症状

筋肉量が少ないことや交感神経の緊張が原因で冷える

夏にもかかわらず体全体が冷える、手足の指先が冷たい、背中や腰が冷たい……といった症状が起こる冷え性。不眠トラブルや乾燥肌、肩こり、月経不順などのトラブルが併発することも多く、深刻な冷え性に悩んでいる人も少なくありません。男性に冷え性が起こらないわけではありませんが、圧倒的に女性に多いのも特徴です。

女性に冷え性が多いのは、主に筋肉量が少ないことが原因。筋肉が少ないと基礎代謝が低くなるため、体温も低くなり、全身が冷えてしまうのです。筋肉が少ないのは生まれつきの場合もありますが、運動不足や加齢も原因のひとつです。

改善にはタンパク質をとることがポイント。タンパク質の消化吸収にはたくさんのエネルギーが必要で、代謝に伴って一時的に体温が上がるのです。また、筋肉量を増やすためにも、タンパク質の摂取が不可欠。適度な運動を取り入れることも大切です。

局所的に冷える場合は、血行不良による冷え性が多く、自律神経失調も原因のひとつ。緊張したときに手が冷たくなるのと同じ原理で、交感神経の過剰反応が続くと、血管が収縮してしまうのです。

冷え性改善には、赤身肉を

漢方では、冷え性の薬膳に体熱産生作用が強い鴨、羊、猪などを使います。これらの赤身肉には飽和脂肪が多く含まれるため、消化吸収に時間がかかり、体を長く温めるのです。普段の食事では、鶏肉や豚肉よりも牛肉のほうが、冷え性改善に効果的です。

対処法　血管拡張作用とリラックス効果がある精油やハーブを

冷え性を改善するには、体を温めることもポイントです。アロマバスや足浴を毎日の習慣にしましょう。冷え性の場合、肌が乾燥していることが多いので、精油を天然塩と混ぜてから湯ぶねに入れると、お湯に入浴した際に感じる皮膚へのピリピリとした刺激が和らぎます。

使用する精油は血管を拡張し、体を温める効果があるオレンジ・スイートやベルガモットなど、柑橘系のものを。ただし、交感神経の緊張が強くて冷え性が起きている場合は、リフレッシュ効果のある柑橘系の精油だとかえって交感神経を刺激してしまうので、リラックス効果の高いラベンダー、ゼラニウム、カモミール・ローマン、ローズなどがおすすめです。182－183ページ「不安、緊張」の項目も参照して、精油を選んでください。

ハーブティーなら、末梢血管の拡張作用とリラックス効果のあるカモミール・ジャーマン、カモミール・ローマンやリンデンがおすすめです。また、発汗作用があるショウガは、冷え性の人が積極的に取り入れたいハーブ。紅茶に加えてジンジャーティーにしたり（体を温めるシナモンを加えてもよい）、ショウガの絞り汁とハチミツをお湯に入れてショウガ湯にするなどして、飲むとよいでしょう。

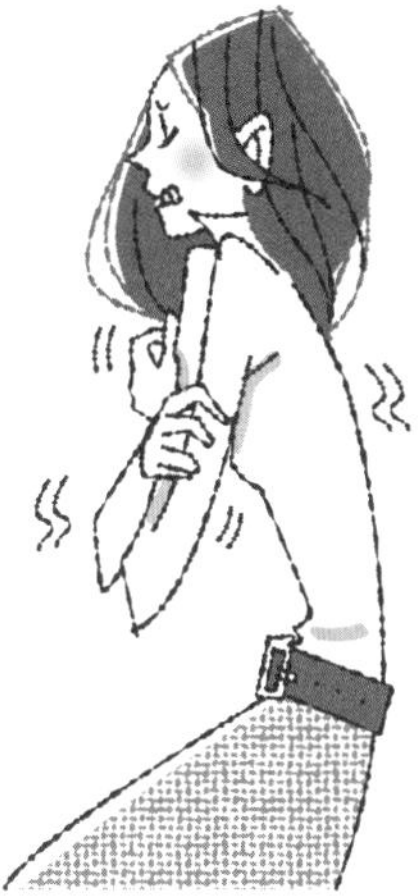

冷え性と月経不順に有効なハーブ

冷え性に悩む女性は、月経不順も併発しているケースが多いようです。そのどちらの症状改善にも役立つのは、マカやチャイニーズアンゼリカ。これらのハーブは、末梢の循環をよくする作用が強いだけでなく、冷えによる乾燥肌の改善にも役立ちます。薬用酒やサプリメントなどで摂取するとよいでしょう。

血行を促進する
アロマバス

材料

オレンジ・スイート精油 ……… 2滴
ベルガモット精油 ……………… 1滴
天然塩 ……………………… ひとつかみ

方法

天然塩に精油を入れてよく混ぜ、湯ぶねに入れてよく混ぜて入浴する。

point

天然塩と精油を混ぜ合わせておくと、精油が揮発しにくくなります。ぬるめのお湯に、長めに入りましょう。

冷え性を改善する
毎日のハーブティー

材料（1人分）

カモミール・ジャーマン…… 1/2つまみ
リンデン ……………………… 1/2つまみ

方法

ティーポットにハーブを入れてお湯を注ぎ、ふたをして3分程度蒸らす。

point

カモミール・ローマンでもOK。夏でも冷たい飲み物はなるべく控え、ハーブティーを習慣にしましょう。

ポカポカショウガの足浴

材料

ショウガ……適量

方法

洗面器かバケツに熱めのお湯を張り、ショウガを皮ごとすり下ろしたものを入れて混ぜ、くるぶしの上までつけます。お湯がぬるくなってきたら、お湯を足しましょう。

point

やけどをしないように注意しましょう。5〜10分程度つけていると、全身が温まり、うっすらと汗をかいてきます。

冷えを感じたときのジンジャーティー

材料（1人分）

紅茶……1杯
ショウガ……1かけ

方法

紅茶をいれ、ショウガの絞り汁かショウガのスライスを入れる。

point

はちみつを入れてもおいしくいただけます。ジンジャーティーには即効性があるので、冷えを感じたら飲むとよいでしょう。紅茶の代わりに、白湯にショウガとはちみつを入れても。

むくみ

症状

朝は顔や手、夜は下半身にむくみが出やすい

むくみは血管やリンパ管から水分がしみ出し、皮下組織の中にたまった状態です。「浮腫」ともいい、圧迫すると痕ができます。不快と感じるかは個人差が大きく、女性に多いのも特徴です。

むくみが起こる主な原因は、重力。朝起きると顔や手がむくんでいるというのは、長時間横になっていたためです。逆に夕方は下半身、特に足やふくらはぎがむくみやすくなります。なぜなら、同じ姿勢を取り続けていると、血管やリンパ管を通って末梢から心臓に戻る、血液やリンパ液がうっ滞します。すると末梢から中枢に戻

るのが物理的に困難となり、下半身の末梢血管やリンパ管の流れがうっ滞し、足やふくらはぎがむくむのです。また、靴下や下着なども圧迫する要因となり、下半身のむくみを引き起こします。

塩分やアルコールのとり過ぎ、運動不足もむくみを誘発します。さらに、女性は黄体期、特に月経前にむくむことがあり、これは排卵後に分泌が増える、プロゲステロンというホルモンの作用です（２０６ページ参照）。

あまりにもむくみが続く場合は、甲状腺機能低下症などの病気の可能性も考えられるので、病院で検査をしてください。

仕事の合間に、むくみ防止の運動を

むくみの予防法として、普段から軽い運動を習慣にしましょう。仕事の合間などに足首やかかとを上げ下げしたり、屈伸運動をしたりするだけなら簡単です。特に、座りっ放しや立ちっ放しで下半身のむくみが気になるときにおすすめです。

対処法

余分な水分を排出する効果がある精油やハーブを

むくみに効果的なのは、リンパ液の流れを促すアロマトリートメントです。末梢から中枢へ向かってなで上げたり、軽くもみ上げたりすると、症状が和らぎます。精油は水分排出作用のあるサイプレスやジュニパー、うっ滞除去作用のあるサンダルウッドなどが有効です。アロマトリートメントを行う前に、アロマバスでゆっくり温まっておくと、効果が高まります。

また、ハーブは余分な水分を排出するタンポポやネトルが役立ちます。お茶として毎日飲むと予防にもなるので、おすすめです。ただし利尿作用があるので、頻尿が気になる人は、ほどほどの量にとどめたほうがよいでしょう。

血行を促進するアロマバス

材料

サイプレス精油……3滴
天然塩……ひとつかみ

方法

天然塩に精油を入れてよく混ぜ、湯ぶねに入れてよく混ぜて入浴する。

point

天然塩と精油を混ぜ合わせておくと、精油が揮発しにくくなります。ぬるめのお湯で、長めに入りましょう。湯ぶねの中で、足を軽くマッサージするのも効果的です。

足のむくみを解消する、アロマトリートメント

材料

ジュニパー精油……2滴
スイートアーモンドオイル……10mℓ

方法

キャリアオイルに精油を混ぜて、トリートメントオイルを作る。手に取り、ふくらはぎや足に塗り、やさしくさする。

point

入浴して血行をよくしてから行うと、効果が高まります。末梢から中枢へ向かってなで上げたり、軽くもみ上げたりしましょう。

その他のトラブル

腰痛、肩こり

症状 筋肉の緊張が原因で血行が悪くなって起こる

重いものを持ち上げたあとなど、突発的に起こる腰痛や肩こりもありますが、慢性の腰痛や肩こりは多くの場合、筋肉の緊張が原因。運動不足や長時間のデスクワークで同じ姿勢を取り続けていると、血行が悪くなって筋肉がこわばってしまいます。

また、精神的な緊張は筋肉の緊張を助長するので、腰痛や肩こりが悪化し、緊張型頭痛を引き起こすこともあります。精油やハーブでストレスケアをすることも、予防や症状緩和につながります。

対処法

血行を促進するセルフケアを取り入れる

セルフケアには血行を促進するトリートメントやアロマバス、温湿布が有効です。精油は末梢血管を拡張する柑橘系のもの、筋緊張を緩和するラベンダーやクラリセージ、血管拡張と筋緊張緩和に効果的なカモミール・ローマン、鎮痛作用があるレモングラスやローズマリー・シネオールなどを。リラックス効果もあり、ストレスによる悪化も防げます。

また、血管拡張作用とリラックス効果のあるカモミール・ジャーマン（またはローマン）やリンデンのハーブティーも効果的です。

背中の痛みも腰痛

医学的には腰だけでなく、背中からお尻の近くまで、背部全体の痛みを「腰痛」と呼びます。腰痛は脊椎や椎間板の異常が原因となって起こる場合もありますが、慢性的な腰痛のいちばん多い原因は、体を起こしている姿勢を保つために使われる筋肉の疲労です。

慢性的な痛みに！ ポカポカ温湿布

材料

ショウガ……1かけ

方法

鍋で多めにお湯をわかし、皮ごとすりおろしたショウガを加えてひと煮立ちさせ、洗面器などにこしてうつす。少し冷めたらタオルや布に含ませ、よく水けをしぼったら、痛みを感じる部分に当てる。

point

温湿布は、慢性的な痛みに効きます。やけどをしないように注意しましょう。

心の緊張もほぐす アロマバス

材料

オレンジ・スイート精油……3滴
天然塩……ひとつかみ

方法

天然塩に精油を入れてよく混ぜ、湯ぶねに入れてよく混ぜて入浴する。

point

天然塩と精油を混ぜ合わせておくと、精油が揮発しにくくなります。時間がなければ、手浴や足浴でも効果があります。

1日のこりをほぐす アロマトリートメント

材料

- ラベンダー精油 ……………… 1滴
- レモングラス精油 …………… 1滴
- スイートアーモンドオイル … 10mℓ

方法

キャリアオイルに精油を混ぜ、トリートメントオイルを作る。手に取って痛みのあるところに塗り、やさしくさする。

point

肩が痛いときは首筋から肩上部へ、腰が痛いときは腰から背中にかけて、やさしくさすります。

血行促進＆リラックス効果があるハーブティー

材料（1人分）

- カモミール・ジャーマン … 1/2つまみ
- リンデン ……………………… 1/2つまみ

方法

ティーポットにハーブを入れてお湯を注ぎ、ふたをして3分程度蒸らす。

point

カモミール・ローマンでもOKです。精神的な緊張からくる肩こりや腰痛にも効果があります。毎日飲みましょう。

その他のトラブル

皮膚トラブル

症状対処法

ビタミンCが豊富なハーブや抗炎症作用のある精油を

古くから、精油やハーブはスキンケアにも広く使用されてきました。美容効果があることでも知られ、しみやしわ、にきび、乾燥肌など、さまざまな皮膚トラブルのケアに役立ちます。皮膚トラブルにはさまざまな原因がありますが、寝不足やストレスも大きな原因のひとつ。皮脂の分泌や血行に影響するのです。日頃から精油やハーブを使用し、自分なりにじょうずにストレスを発散することも美肌を保つポイントです。

肌荒れに効果があるハーブとしては、ビタミンCが豊富なローズヒップをはじめ、

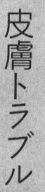

抗炎症作用のあるエルダー、カモミール・ジャーマンなどが挙げられます。にきびにはネトルやエキナセア、タンポポ。しみにはローズがよいといわれています。ハーブティーとして飲みましょう。

　精油はカモミール・ジャーマンやラベンダーなどといった抗炎症作用があるものや、かたくなった皮膚をやわらかくする作用のあるゼラニウム、ローズ、ローズウッドなどを役立てて。ただし、精油は作用が強いので、皮膚の状態が悪いときや敏感肌の人は使用を避けてください。顔に使用するときは、希釈濃度を0・5％以下にしましょう（59ページ参照）。

キャリアオイル単独で使用しても効果的！

　精油を希釈するキャリアオイル（植物油）にも、肌に対するさまざまな美容効果があります（284－286ページ参照）。単独で使用しても十分効果があるので、肌の調子が悪いときや敏感肌の人は、精油を入れずに使用することをおすすめします。

美肌効果たっぷりのハーブティー

材料(1人分)

ローズヒップ………… 1/2つまみ
ハイビスカス………… 1/2つまみ

方法

ティーポットにハーブを入れてお湯を注ぎ、ふたをして3分程度蒸らす。

point

ビタミンCが豊富なローズヒップと、クエン酸が豊富なハイビスカスとの組み合わせ。酸味が強いので、はちみつを加えるのもおすすめです。

乾燥肌の人におすすめの塗布

材料

ゼラニウム精油 ………………… 1滴
ホホバオイル ………………… 10mℓ

方法

キャリアオイルに精油を混ぜて、オイルを作る。手に取って、乾燥が気になる部分に塗る。

point

容器に入れて保存しましょう。ただし、肌の調子が悪いときは、精油を使用しないでください。

にきびなどのトラブルを解消するハーブティー

材料（1人分）

エルダー……………………1/2つまみ
タンポポ……………………1/2つまみ

方法

ティーポットにハーブを入れてお湯を注ぎ、ふたをして3分程度蒸らす。

point

皮膚にかゆみやじんましんがあるときは、タンポポの代わりにネトルを使うとよいでしょう。

しわを予防するアロマトリートメント

材料

ローズウッド精油………………1滴
マカデミアナッツオイル……10mℓ

方法

キャリアオイルに精油を混ぜて、トリートメントオイルを作る。洗顔後、目の下やほほ、あごのラインなどに塗り、やさしくさする。

point

目や口に入らないように行いましょう。肌の調子が悪いときは、精油を使用しないでください。

精油の効能が一目でわかるように、症状別の一覧にしました。
購入するときや使用するときに、役立ててください。

生活習慣病			メンタルの不調				女性のトラブル				その他			
ダイエット	高血圧	たばこの依存	不安、緊張	イライラ	不眠	抑うつ	月経不順	月経前症候群	月経痛	更年期障害	冷え性	むくみ	腰痛、肩こり	皮膚トラブル
	●		●			●		●		●				
			●		●				●		●		●	
			●		●									●
	●		●		●	●	●	●	●	●	●		●	
	●		●		●	●	●	●	●	●			●	
●			●	●				●			●		●	
●				●	●			●		●	●	●		
	●		●	●	●							●		
	●	●	●	●		●						●		
			●	●	●	●	●	●	●	●				
●				●		●						●	●	
			●			●	●	●		●				●
				●		●								
														●
			●		●	●		●		●				●
				●		●								

精油の効能一覧表

不調トラブル ＼ 精油名	日常的な体の不調								アレルギー症状		
	緊張型頭痛	風邪	せき、のどの痛み	胃腸の不快感	吐き気	便秘	起立性調節障害	眼精疲労	喘息	花粉症	アトピー性皮膚炎
イランイラン											
オレンジ・スイート				●	●	●		●			
カモミール・ジャーマン		●							●		●
カモミール・ローマン	●							●			
クラリセージ	●										
グレープフルーツ	●						●				
サイプレス			●								
サンダルウッド（白檀）											
シダーウッド・アトラス		●	●								
ジャスミン											
ジュニパー											
ゼラニウム											
タイム・リナロール		●	●								
ティートリー		●	●				●		●	●	●
ネロリ（ビターオレンジ）											
パイン		●									

	生活習慣病			メンタルの不調				女性のトラブル				その他			
	ダイエット	高血圧	たばこの依存	不安、緊張	イライラ	不眠	抑うつ	月経不順	月経前症候群	月経痛	更年期障害	冷え性	むくみ	腰痛、肩こり	皮膚トラブル
									●	●	●		●		
				●	●	●	●								
	●		●											●	
		●		●	●	●	●								●
			●		●										
				●		●	●					●			
				●	●	●			●	●				●	
		●	●	●	●	●	●		●	●	●	●		●	●
			●		●									●	
					●									●	
				●	●	●	●								
				●			●	●	●		●	●			●
				●			●							●	●
			●	●										●	
	●		●				●					●	●		

精油の効能一覧表

不調トラブル／精油名	日常的な体の不調								アレルギー症状		
	緊張型頭痛	風邪	せき、のどの痛み	胃腸の不快感	吐き気	便秘	起立性調節障害	眼精疲労	喘息	花粉症	アトピー性皮膚炎
フェンネル				●							
プチグレン					●						
ブラックペッパー											
フランキンセンス			●						●		●
ペパーミント			●	●	●	●				●	
ベルガモット											
マジョラムスイート	●	●									
ユーカリ・グロブルス		●	●						●	●	
ラベンダー	●							●	●		●
レモン	●	●			●		●				
レモングラス	●			●							
レモンバーム（メリッサ）	●										●
ローズ											
ローズウッド	●										
ローズマリー・シネオール		●	●		●		●				
ローズマリー・ベルベノン					●						

ハーブの効能が一目でわかるように、症状別の一覧にしました。
購入するときや使用するときに、役立ててください。

生活習慣病			メンタルの不調				女性のトラブル				その他			
ダイエット	高血圧	脂肪肝	不安、緊張	疲労倦怠	不眠	抑うつ	月経不順	月経前症候群	月経痛	更年期障害	冷え性	むくみ	腰痛、肩こり	皮膚トラブル
		●												
	●					●				●	●			
		●							●					
											●			●
			●		●	●		●		●				
			●		●	●		●	●	●	●		●	●
														●
	●													
●														
											●			

ハーブの効能一覧表

不調・トラブル／ハーブ名	日常的な体の不調								アレルギー症状		
	緊張型頭痛	片頭痛	風邪	せき、のどの痛み	胃腸の不快感	吐き気	便秘	下痢	喘息	花粉症	アトピー性皮膚炎
アーティチョーク					●						
イチョウ											
ウコン											
エキナセア			●	●						●	
エルダー			●	●						●	●
オレンジフラワー					●						
カモミール・ジャーマン	●	●	●	●	●				●		●
カルダモン					●	●					
カレンデュラ											●
クランベリー											
クローブ					●						
ゴールデンシール			●					●			
コリアンダー					●						
サイリウム							●	●			
シソ			●	●	●	●				●	●
ショウガ			●		●	●					

生活習慣病			メンタルの不調				女性のトラブル				その他			
ダイエット	高血圧	脂肪肝	不安、緊張	疲労倦怠	不眠	抑うつ	月経不順	月経前症候群	月経痛	更年期障害	冷え性	むくみ	腰痛、肩こり	皮膚トラブル
				●				●		●				
					●	●								
										●				
●		●										●		●
	●													
				●			●	●	●	●	●			
				●		●				●	●			
	●													
●												●		●
				●										
				●										
	●		●		●	●				●				
			●		●									
	●													

ハーブの効能一覧表

不調 トラブル ／ ハーブ名	日常的な体の不調								アレルギー症状		
	緊張型頭痛	片頭痛	風邪	せき、のどの痛み	胃腸の不快感	吐き気	便秘	下痢	喘息	花粉症	アトピー性皮膚炎
セージ			●	●							
セントジョンズワート											
ダイズ											
タイム			●	●					●		
タンポポ（ダンデライオン）						●	●				●
チャ			●	●					●		
チャイニーズアンゼリカ											
ナツメグ					●			●			
ニンジン											
ニンニク			●								
ネトル										●	●
ハイビスカス											
バジル			●		●						
パッションフラワー		●									
バレリアン		●									
ビルベリー（ブルーベリー）											

生活習慣病			メンタルの不調				女性のトラブル				その他			
ダイエット	高血圧	肝機能障害	不安、緊張	疲労倦怠	不眠	抑うつ	月経不順	月経前症候群	月経痛	更年期障害	冷え性	むくみ	腰痛、肩こり	皮膚トラブル
								●				●		
●														
				●			●			●	●			
		●												
	●													
									●					
		●							●				●	
	●		●		●	●					●		●	
			●											
			●		●	●		●		●				
			●			●	●	●		●				●
								●		●				●
				●		●					●			

ハーブの効能一覧表

不調トラブル ／ ハーブ名	日常的な体の不調								アレルギー症状		
	緊張型頭痛	片頭痛	風邪	せき、のどの痛み	胃腸の不快感	吐き気	便秘	下痢	喘息	花粉症	アトピー性皮膚炎
フィーバーヒュー		●									
フェンネル			●	●	●						
フラックス							●	●		●	●
ペパーミント			●		●	●	●			●	
マカ											
ミルクシスル											
ヤロウ			●		●						
ラズベリーリーフ											
リコリス			●	●	●						●
リンデン	●		●								
レモングラス					●		●				
レモンバーベナ				●	●					●	
レモンバーム（メリッサ）	●		●								
ローズ											
ローズヒップ								●			
ローズマリー					●						

キャリアオイル

精油を希釈する基材としてよく使用されるキャリアオイルは、植物から抽出されます。精油は油によく溶ける性質があるので、キャリアオイルと精油を混ぜて使用することで、皮膚への吸収もアップ。さらに、キャリアオイルそのものに薬効成分があるので、相乗効果も期待できます。

キャリアオイルにもさまざまな種類があるので、自分の肌質に合ったものを選びましょう。なかには料理用に使用される植物油もありますが、スキンケアには向きません。マッサージ用のものなどをアロマセラピーの専門店で購入し、使用してください。

キャリアオイルガイド

カレンデュラオイル

カレンデュラ（マリーゴールド）の花を植物油に漬け込み、成分を抽出したオイル。濃い黄色のオイルには、カロテノイドやフラボノイドなどが豊富に含まれています。傷ついた皮膚や粘膜の再生を助ける働きがあります。また、収斂作用もあり、しみやたるみの予防、改善にも◎。美肌効果が高いオイルといわれています。

〔おすすめの肌質〕

敏感肌、乾燥肌、老化した肌

グレープシードオイル

ワインを製造したあとに残るブドウの種が原料のため、値段も手頃。不飽和脂肪酸のリノール酸が豊富。軽く、サラッとした手触りなので使いやすく、広範囲のアロマトリートメントにも適しています。刺激も粘性も少ないオイルなので、敏感肌の人や脂性肌の人にも。肌に潤いを与え、引き締める効果も期待できます。

〔おすすめの肌質〕

敏感肌、脂性肌

スイートアーモンドオイル

古代ギリシャ時代からフェイシャルトリートメント用のオイルとして使用されてきました。やや粘性があり、ゆっくりと浸透します。肌質を選ばずに使用できるので、重宝します。炎症を抑えたり、肌を保湿する効果があるので、スキンケアにも適しています。ベビーマッサージをするときも、このオイルを使用すると安心です。

〔おすすめの肌質〕

すべての肌質

椿オイル

日本固有の植物、椿から採油。「カメリアオイル」とも呼ばれます。古くからヘアケアに使用されてきました。髪につやとハリを与え、フケや枝毛といったトラブルを予防してくれます。また、保湿力や浸透性が高く、スキンケアにも使えます。オレイン酸を豊富に含んでおり、酸化安定性が高く、もちのよいオイルです。

〔おすすめの肌質〕

乾燥肌、老化した肌

ホホバオイル

北アメリカの先住民が、強い日差しと乾燥から肌と髪の毛を守るために使用していたオイル。どんな肌質にも使える扱いやすいオイルで、ヘアケアにもおすすめです。さらりとした感触で、浸透力も抜群。日焼けやにきびなど、炎症を起こしている肌のケアにも適しています。低温だと固形化しますが、常温で液体に戻ります。

〔おすすめの肌質〕

すべての肌質

マカダミアナッツオイル

オーストラリア原産で現在はハワイが主産地のマカダミアナッツ。そのオイルには不飽和脂肪酸のパルミトレイン酸が豊富に含まれるのが特徴です。皮膚への浸透力が高くサラッとした手触りでべたつきません。敏感肌の人にも使いやすいオイルです。皮膚の保護、保湿、しわやたるみの予防に◎。

〔おすすめの肌質〕

乾燥肌、老化した肌

橋口玲子（はしぐちれいこ）

1954年生まれ。東邦大学医学部卒業。内科・小児科医、循環器専門医。医学博士。神奈川県南足柄市にある緑蔭診療所で、漢方やアロマセラピー、ハーブを取り入れた診療を行っている。著書に『補完・代替医療　ハーブ療法』（金芳堂）、『野菜薬膳食材図鑑ミニ』（マイナビ文庫）、『専門医が教える　体にやさしいハーブ生活』（幻冬舎）、『40歳からの幸せダイエット』（講談社）、『どこでもできる！　1分間疲れ回復法』（講談社+α文庫）などがある。

STAFF

デザイン ☆ mogmog Inc.

撮影 ☆ 中島聡美

イラスト ☆ 小野寺美恵

執筆協力 ☆ 宮北優子

編集・構成 ☆ 株式会社スリーシーズン

企画 ☆ 成田晴香

撮影協力

生活の木

全国に100店舗を経営する、アロマテラピーやハーブの専門店。世界各国から、質の高い精油やハーブを輸入・品質管理をしている。アロマテラピーやハーブを楽しむためのグッズも豊富。下記のオンラインショップでも商品の購入が可能。また、スクールやセミナーも開催しており、アロマテラピーやハーブに関する知識が深められる。

【オンラインショップ】

https://onlineshop.treeoflife.co.jp

生活の木

原宿表参道店

東京都渋谷区神宮前6−3−8

TEL：03-3409-1778

営業時間：11:00〜21:00

定休日：無休

https://www.treeoflife.co.jp/

※原宿表参道店以外の全国100店舗の情報もHPで確認できます。

本書は、『新版　医師が教えるアロマ&ハーブセラピー』
（2018年4月／小社刊）を改題・再編集し、文庫化したものです。

マイナビ文庫

アロマ&ハーブセラピー手帖　心と体の不調を改善する

2020年4月20日　初版第1刷発行

著　者　橋口玲子
発行者　滝口直樹
発行所　株式会社マイナビ出版
〒101-0003 東京都千代田区一ツ橋2-6-3 一ツ橋ビル2F
TEL 0480-38-6872（注文専用ダイヤル）
TEL 03-3556-2731（販売）／TEL 03-3556-2735（編集）
E-mail pc-books@mynavi.jp
URL https://book.mynavi.jp

カバーデザイン　米谷テツヤ（PASS）
DTP　田辺一美（マイナビ出版）
印刷・製本　図書印刷株式会社

ISBN978-4-8399-7276-9
Printed in Japan